イラド・ヨム＝トフ 著
石川善樹 監修
山本久美子 訳

みんなの検索が医療を変える

医療クラウドへの招待

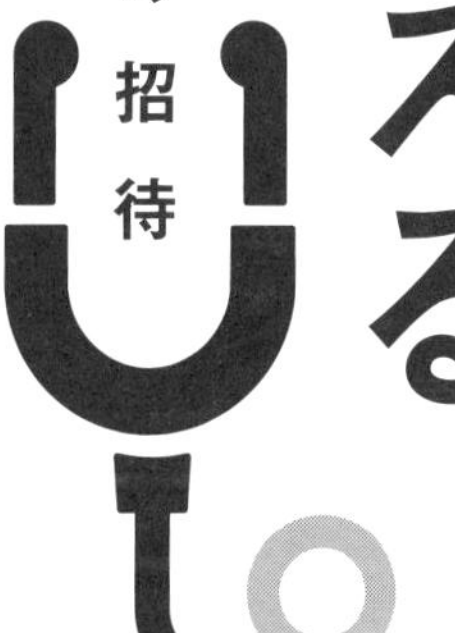

Crowdsourced Health:
How What You Do on the Internet
Will Improve Medicine

NTT出版

CROWDSOURCED HEALTH:
How What You Do on the Internet Will Improve Medicine
by Elad Yom-Tov

本書を両親に捧げる。
父（故）シュロミスと母ヨランは探求心を育んでくれた。
そして妻ガリットと息子たちに。

謝辞

執筆の過程で、才能ある多くのサイエンティストたちと作業する機会にめぐまれた。なかには本書で言及した人たちもいる。僕は彼ら全員に多くを負っている。共同作業をつうじて多くを教えられ、ともに働けたことを誇らしく思う。

幸運にも、僕は、長期リサーチを重視する複数の企業で働くことができ、現在も働いている。上司のイヴジェーニィ・ギャブリロヴィク、アンドレイ・ブローダー、ジェニファー・チェイスは疑問や意見を投げかけ、より良くより深く調査するよう励ましてくれた。まさに上司の鑑であった。

最後に、ＭＩＴプレスの編集者たちとジェニファー・コリンズに感謝の念を捧げる。ジェニファーのおかげですばらしい本ができた。

目　次

みんなの検索が医療を変える

はじめに　母ががんに罹って

曇り空の秋のニューヨーク、母からメールが届いた。夜中にきた大量のメールにまぎれていた。メールには件名がなかった。母からのメールに件名がないのはいつも悪いしるしだ。つまり、件名を言葉にする余裕がなかったのだ。僕は他のメッセージから片づけた。最後にメールを開くと、悪い予感はあたった。血液の定期検診の結果、がんと診断されたのだ。母によれば、決して悪性のがんではないということだったが、治療方針は、様子見から最悪の事態まで幅があった。この日、僕はオフィスを行ったり来たりしていた。両親から五千マイルも離れたところにいて無力だった。とはいえ、僕はコンピュータサイエンティストである。母親の状態についてできるかぎり検索しようと思いたった。後になって、この無知であった瞬間がよみがえる。このときこそが、本書を書くきっかけとなったリサーチの始まりとなった。

検索エンジンの使用にはかなり精通していると思うし、その構築こそが僕の仕事の一環でもあるが、その日はもどかしかった。ウェブサイトの多くが話題にしていたのは、病気の診断や医師が何をしてくれるかなんてことばかりだった。こうした情報は的外れだった。すでに病気と診断された患者や、逆にまだ診断がついていない人を対象としていたからだ。さらに悪いことに、がんの進行過程を論じるサイトの大半は、想定しうるすべての可能性を挙げていた。まるですべてが同じ確率で起こるかのように。これは素人目にもありえないことに思えた。

数日経って、母ががんだという事実に慣れると同時に、検査によって、当初みなが想像していたほど状態が悪くないことがわかった。この数日間の経験を振り返り、検索を改善できないかと考えはじめた。これは僕にとってまったく未知の分野というわけではなかった。当時、僕はインターネット大手のヤフーのリサーチ部門で働いていた。仕事はヤフーの検索エンジンの改良だった。この専門分野を越えて、数カ月にわたって、僕はもっと一般的な問いを考え続けた。これほど多くの人がネットを利用する今日であり、またインターネット企業がユーザの検索から生まれるネットデータを収集しているのだから、医学についてもネットデータを用いて何か新しく面白いこと、つまりオフラインのやり方では不可能なことを知ることができないか。僕や大勢の人ががんについて検索する方法から、医師は何か有益なことを学べるのではないか。医師と患者のコミュニケーションをより良くできないか。新たな洞察が患者への治療を変えられるのではないか。こうした問いに頭をめぐらせた。

インターネットはいかに医者の役に立てるか？

ネットデータは僕たちのオフライン行動を反映する。現実世界における行動がオンラインデータによって明らかになるという意味においてである。たとえば、前回の旅行について思い出してほしい。どこに行くかを決める前に、ホテルを検索しただろうし、旅行後には、お気に入りのソーシャルネットワークに写真をアップしたり、とびっきりの料理を出してくれたレストランのツイートをしたことだろう。こうした行動はすべてオンラインデータを生み、オフライン行動について物語る。さらに、ネットデータにはより多くの利点がある。①ネットデータはほぼ継続的に生みだされる。他方、医学データはふつう医者にかかり、検査を受けてはじめて得られる。②人に言いづらいようなことは、オンラインのほうが医師よりも気兼ねなく共有できる（主に第2章で検討する）。③ネットデータは医学的に重要なオンライン行動を知るきっかけを与えてくれる（第4章で論じる）。

僕の主張は次の通りである。ネットデータは僕たちのオフライン行動に密接に寄り添うので、医学研究の方法を変える可能性があり、すでに変えはじめている。また、ネットデータから知見を得ることは医学研究者とコンピュータサイエンティストのコラボレーションを必要とし、他の方法では得られない結果をもたらす。とはいえ、ネットデータを使ったリサーチが臨床試験や他の医学研究の手法にとって代わることはないだろう。その代わりに、従来のツールを補強し、これまでには答えることが難しかった問題を明らかにする。ネットデータは、新たなサイエンスを生みだすことを可能にしてくれるのである。

本書を執筆することによって、医学研究に新たなアイデアが生まれることを期待している。これまではできることのほんの表面をいじっただけだが、多くのデータが収集されている現在、僕たちはそうしたデータをより良く使用できるし、もっと活用すべきなのである。

これから話すことは僕を含む研究者たちが切り開いた数年にわたる成果である。個人的には、人が病気について検索する仕方を内省的に観察することからはじまった仕事である。こうした努力は人々の行動がとてつもなく有益なデータソースであることを示す。人間の健康や医学を学習するためのデータを提供するからである。もちろん従来の医学研究にとって代わるものではないが、情報収集が難しい領域で医学研究をサポートするだろう。

過去数年のあいだに、医薬品の新しい副作用の発見、肥満や低体重といじめの関連性、がん患者や家族が必要とする情報とは何か、拒食症患者は世界をどう見ているか、拒食症の認知とメディアが描く痩せた有名人との関連性、こういった研究が行われてきた。このような事柄に関する疑問に、従来の医学研究のツールで答えるのは困難ないし不可能であった。これまでの調査から僕は、主に四つの分野において、ネットデータの活用が従来の医学ツールやデータよりも優れていると確信している。

①現実世界でバイアスのかかっていないデータの収集が困難または不可能な分野
②医学情報から従来得られる測定方法よりも注意深い測定方法を必要とする分野
③研究者が仮説を実証するのに必要とするデータの提供が患者から得にくい分野
④行動の大半がオンラインで発生する分野

こうした事例において、ネットデータの活用は大いに効果的である。ネットデータが豊富に存在する理由と収集方法を最初に述べ、それから先に挙げた四つの分野それぞれで得られる知識を検討する。

この本をつうじて、僕の研究領域、近年「データサイエンス」と呼ばれる領域で、僕たちがどのようにして問題にアプローチし解決するのかを述べる。僕たちには、応用統計学、ユーザ研究、オンラインアンケート、数十億もの検索クエリ〔訳注　ユーザが検索エンジンに入力する言葉やフレーズ〕、ソーシャルメディアの投稿など、データを整理するにあたっては様々なツールがある。これらツールの大半は一般的ではないので、それぞれの使用法を説明し、どのように人間の行動への洞察が得られるのかを解説する。

本書の読者対象は、まず医学研究者と臨床家である。彼らにこそネットデータがもたらす利益とその可能性に気づいてほしい。ネットデータはオフラインの方法では調査が難しい領域に光をあて、専門家による健康増進の後押しをしてくれる。次に、学際的研究に興味をもつすべての人にも読んでほしいと思っている。学際的研究とは、一見異質なフィールドの知を接続する研究である。僕が望むのは、これから話すリサーチが、ネットデータから得られる洞察を活用することによってより良い医学を提供する、という新しいアイデアの呼び水となることである。アーサー・C・クラークの「第三法則」によれば、高度に発達した科学技術は魔術と区別がつかないという。本書が提示する調査結果の少なくともいくつかは、医学やコンピュータサイエンスを専門とする読者にとってすら、はじめは魔術のように見えるかもしれないが、その理解をつうじて、進歩の起爆剤となることを望んでいる。僕たちはネットデータでできることのほんの表面をかすっただけなのである。

アイデアはいかにして生まれるか？

自分の仕事について話をするとき、たいていは大学や学会においてだが、僕は本書で述べるプロジェクトをいくつか取り上げる。うまくいけば、講演の途中でだれかが手をあげるか、終わった後に壇上まできて、「これこれの問題を調べたことがあるか」などと質問してくれる。質問者が遭遇した医学的問題であったり、個人的な興味だったりする。こうした人たちはその分野の専門家であることが多い。拒食症についての調査は、まさにそうした質問からはじまった。ジョージア工科大学での講演後に質問にきた大学院生からのコメントがヒントになっている。また、その数年後、病気の前兆となる行動を調べるというアイデアが生まれたが、それもロンドン大学ユニバーシティ・カレッジで講義をした後でコーヒーを飲みながらディスカッションしているときのことだった。

しばしばリサーチは、一見したところごちゃまぜのアイデアから生まれる。また、ときには、コンピュータサイエンティストがデータのおかしなふるまいを見つけたり、そうしたデータから面白い結果が得られるかもしれないという直観からはじまる。第2章では、そうした事例を扱う。発端は、ヤフーリサーチ在職時の同僚ダン・ペレグがヤフーアンサーズに「太っていますか？」（あるいは、「痩せていますか？」「痩せすぎですか？」「肥満ですか？」）という質問が八万件も寄せられ、質問者の年齢、性別、体重、身長まで記載されていることに気づいたことだった。

いったんアイデアが生まれると、それを深めていくことになるが、そのプロセス自体がすこぶる面白い。コンピュータサイエンスと医学のエキスパートの言語の溝を埋めることからはじまる。同じ言葉でも専門によって意味が変わるので、最初は、お互いが何を意味しているのかを明らかにすることが必要だ。そして面白いことや何が可能かについて対話がはじまる。友人のイーシェイ・オフランは血液学者だが、ある日、僕のところにやって来て、疫学に関する質問をした。僕なら簡単に答えられると思ったのだ。「悲惨な離婚や痛ましい失業など、人生を変えてしまうような出来事はがんの発症率を上げると思う？」僕は手元にあるデータで質問に答えようとしたが、いまだに答えはわかっていない。

イーシェイの質問に答えるために、がんと診断されたばかりの人をヤフー検索エンジンへの質問によって特定できるかどうかを調べはじめた。その結果はイーシェイの質問には役に立たなかったが、代わりに診断直後にがん患者が何を知りたがるのかがわかった。この診断直後のがん患者やその友人たちの情報ニーズに、二人してはまってしまった。この仕事と僕たちが検証した四〇年前の心理学モデルについては、第五章で詳しく話す。

最善のデータ収集、最悪のデータ収集

ディケンズになぞらえるなら、[1] インターネットプロバイダやウェブサイト運営会社による大規模なデータ収集は、愚昧の時代のしるしであり、また知恵の時代のしるしでもありえる。プロバイダやウェブサイト運用会社はプライバシーへの脅威となりうるが、以前には入手不可能だった人々の行動への洞察をもたらす。適切に使用されるとき、真の意味で、ネットデータは医学研究に恩恵をもたらす。

一方で、大規模データの収集には近年、悪評もある。住んでいる場所によっては、またネット企業や政府によるデータ収集に不安を覚えているならば、様々な悪い噂を耳にしたことがあるかもしれない。アメリカの国家安全保障局が世界のインターネット企業からデータ収集を行っていることや、[2] フェイスブックが世界の人口のおよそ六分の一の生活に

ついて知っていること、グーグルが違法にデータ収集を行ったために罰金を科せられたこと、[3]などである。このような極端な例は別として、大半のネット企業はサービスの提供や向上を目的として膨大な量のデータを収集している。グーグルやＢｉｎｇ（ビング）などの検索エンジン会社は、少なくとも、インターネット全体（見ることができるあらゆるサイト）の最新のコピーを必要としている。これには、どこかでだれかが行った検索クエリに対する結果を示すページがすべて含まれる。正しいページを提供するために、運営会社はユーザが検索エンジンとどのようにやりとりしたか、すなわち、どのページをクリックしたか（おそらく役に立つと思ったページ）、さらにどのページをクリックしなかったか、といったデータを保存する。これらが膨大な量のデータであり、しかも驚異的な割合で増えているという事実は、個人のプライバシーを心配する人ならだれでも懸念すべきことである。

他方で、直接的に、大規模なデータの収集は量的に測定可能な仕方で人々の健康を改善する機会を提供するともいえる。本質的に、オンラインで生成されるデータは自分の健康の改善に役立つだけでなく、他の多くの人の健康の改善にも役立つのである。たとえば、服用している薬の副作用に関する情報を検索するとき、その検索はそれまでには知られていなかった副作用を特定するのに役立つこともある（第四章を参照）。

「クラウドソーシング」という用語は二〇〇五年に「ワイアード」の編集者ジェフ・ハウ

とマーク・ロビンソンが名づけた。「クラウド」（群衆）と「アウトソーシング」（外部委託）を組み合わせ、企業がそれまで社員にやらせていたタスクを外注することや、通常は、公開オーディションのようなメカニズムをつうじて行っていることを言い表したのである。オックスフォード英語辞典はクラウドソーシングを「大勢の人間のサービスを集めて……とりわけインターネットを介して……情報を取得したり、タスクを実行すること」と定義している。厳密にいえば、（健康に関連するかどうかはともかく）ネットデータはそれを生みだす人々にこちらから頼んで与えてもらうものではない。しかしながら、健康に関する問題を解決するために多くの人がなした貢献を活用することはクラウドソーシングの新たな局面だと僕は考えている。

過去には、健康関連データの大部分は病院やクリニックから取得されたが、そのようなデータは人々の健康の特定の局面、大部分は病気をあらわす局面のみを反映しているにすぎない。ネットデータでは、生活のより日常的な面や医学的な注意を必要としない健康面を観察することができる。ゆえに、ネットデータはあらゆる人々をより健康で幸福にする。ある集団の健康はそこに含まれる個々人がなす貢献によって改善されるのだ。

データを大規模に収集することが人類の健康にいかに有益かという物語は語るに値する。その物語こそが本書の目指すところである。

Crowdsourced Health

第1章

検索データは僕たちそのものである

二〇一二年五月、有名なゼロックスPARCフォーラムで、本書でも触れる仕事について講演をした。ネットデータの分析がいかに様々な医学的問題に応用可能かを話した。講演後、シリコンバレーの有名企業のエンジニアだという質問者が、ユーザのプライバシーについて聞いてきた。僕はプライバシーに関していかに慎重に対応しているかを説明しはじめたが、質問者は僕をさえぎり、こう言った。「違うんです。私の会社でも、ユーザデータを絶えず使用していますが、はじめて有効活用するのを目にしたのです」。

この本は、人々がインターネットを利用して様々なタスクを行うことで収集される、膨大な量のデータが近年、利用可能になったことにもとづいている。その成果は、大規模集団に関する医学的洞察が得られるという前例のない可能性をもたらす。本書の目的は、個人のプライバシーを損なうことなく、いかにネットデータから僕たちの健康と医学について学びうるのかを示すことにある。

ネット上の行動データから健康について学ぶ可能性を考察する前に、本章では、ネットデータがどのように、またどうして生みだされるのかを述べる。まず手始めに、仕事から遊びまで、検索からソーシャルネットワーキングと、人々がどのような仕方でネットを使用しているかからはじめよう。ネットを使っている間、ユーザは大量のデータを生みだす。ここでは、いくつかネットデータの例を挙げ、データがどのようにしてリサーチの機会をもたらすのかを見ていく。同じように重要な問題として、プライバシーへのリスクについても考察する。プライバシーの問題は行動データの収集とは切っても切り離せないが、適切な配慮をしてデータを扱えば、リスクは軽減される。

ウェブ上の行動データの収集はかなり最近の現象である。他の重要な技術の発展と同様に、データの収集には善い面もあれば悪い面もある。一九四六年に、バーナード・バルークはアメリカ原子力委員会でこう言った。「科学は原子を操作する方法を教えてくれたが、悪のためにではなく善のために原子を操作することは、人類の義務にかかわる領域にある。われわれはいま物理学というよりはむしろ倫理学の問題に直面しているのである」[1]。データに関して僕たちは同じような状況にいる。データはプライバシーや自由を侵犯する下劣な目的で利用することもできる。しかし、本書をつうじて理解してもらいたいのだが、データは個人の健康や公衆衛生を改善するためにも使用可能なのである。

1　オンライン行動はいかなるデータを生みだすか?

アメリカでは成人の八五パーセントがインターネットを使用し、その大半は日常的に利用している[2]。一般的な使用法は情報の検索、メールの送受信、天気のチェック、暇つぶしである[3]。過去には、科学論文執筆目的でリサーチをすることや、友だちとぶらぶらすることは、記録がずっと残るような行動ではなかった。例外は、図書館から借りた本の記録や出会った友人の思い出だろう。しかし、同じような行動でもオンライン上では長期にわたる痕跡を残す。データがフェイスブックやグーグル、その他ありとあらゆる訪問先のウェブサイト会社のサーバに記録されるからだ。

本書をつうじて、後者のデータを「ネットデータ」と呼ぶことにする。研究者によっては、「ネット行動データ」「ユーザ生成コンテンツ」などと呼ぶ人もいる。このような表現には、データが個人によって生みだされ（ニュースチャネル会社などではなく）、主にオンラインで生まれ、アクセスされるという含みがある。しかしこの区分けは決して明快とはいえず、ネット上で遊んだり仕事をしたりする時間が増えれば増えるほど曖昧になる。たとえば、携帯のアプリを使って生成されるデータは「ネットデータ」なのか。僕は違うと思うが、研究者によっては違う意見の人もいるだろう。朝のジョギング中にフィットネストラッカーからインターネットに送信されるデータは「ネットデータ」なのか。僕はこれも違うと思うが、他の人は反対するかもしれない。一方で、僕は検索クエリをユーザ生成データとみなす傾向にあるが、ソーシャルメディアを研究するサイエンティストはおそらく違うと言うだろう。したがって、本書では「ネットデータ」を広義の意味で用いることにする。

インターネットの使用中に生成、保存されるデータの量は一定していない。二〇一二年一二月のアメリカにかぎってみても、推定一七〇億六〇〇〇万件が、グーグル、Ｂｉｎｇ、ヤフーなどの検索エンジンで検索された。(4) これは一人（男性、女性、または子ども）あたり五〇クエリをしたという計算になる。この一カ月間に、フェイスブックは一五ペタバイト

（一万五〇〇〇テラバイトあるいは一五〇〇万ギガバイト）のデータを収集した。[5] これは世界中の全人口の一人あたりに対して、およそ二一五〇バイトに相当する。これは大雑把にいって昔の手紙のデータ量に等しい。別の推計では、アマゾンは五〇万〜五六〇万台のコンピュータを使用し、データの収集・処理をパブリックのプラットフォームで行っている。[6]

検索エンジンの利用はオンラインでもっとも一般的な活動である。ウェブブラウザの検索欄に入力するクエリの長さは平均で三語だが、[7] 検索エンジン会社は各クエリからより多くの情報を受けとる。まず、各検索エンジンはクエリに対してどんな結果が返されたかを知っている。「青字で示される一〇件のリンク」は、従来は検索に紐づけされたドキュメントであったが、最近では、画像、ビデオ、ニュース結果、情報のまとめも含むようになった。通常、検索エンジンはどのリンクがクリックされたかを記録し、さらにユーザがクリック後そのページを見ていた時間も記録する。後者はそのページの情報がユーザにとってどれほど役に立ったかを示す重要な指標である。

他にも検索エンジンが記録する指標がある。ユーザの一般位置情報である。とりわけアメリカでは、位置情報はユーザの人口統計学的特徴、収入、さらには投票パタンについてすら、強力な手がかりとなる。

たとえば、「二一番街 デリ」と検索するとき、それは何を意味しているのか。近所の二一番街にあるデリの電話番号を探しているのか。それとも同じ名前のニューヨークの施設のウェブサイトだろうか。三語からユーザの意図を推測するのは難しいので、そのクエリに関連する追加データを収集する。これは主に、検索エンジンを改良するためである。ユーザの意図を予測し、もっとも関係しそうな文書とマッチングさせることによって、より良い答えを提供するためである。データ収集の第二の理由は、広告業者がユーザに合った広告を出せるようにすることだが、これは本書の範囲外である。

同じクエリに対し、各ユーザが異なる結果を求めることを把握するのは、提供情報をユーザの好みに合わせるのに役立つ。このプロセスは「個別化」と呼ばれ、様々な情報に左右される。たとえば、あるページの可読性（すなわち、どの程度「知的な」言語で書かれているか）が読者層に影響を与えることは知られている。あるクエリに対する妥当な結果がウィキペディアのページである場合、ある種のユーザには英語版の標準ウィキペディアを提供したほうがよいし、他のユーザにはそれに対応する、一〇〇〇語の一般的な英単語で書かれている簡略版ウィキペディアのほうが役に立つだろう。

いったん収集されたデータは、本来の予想通りに使用されるとはかぎらない。たとえば、小売店チェーンの「ターゲット」は顧客が赤ちゃん登録をできるようにし、家族や友人が親になったばかりの人にギフトを購入できるというシステムを導入している。登録歴には、妊娠以前と妊娠期間中に両親がターゲットの店舗で購入したものにリンクしている。「ニューヨーク・タイムズ」のチャールズ・ドゥーヒッグが報じたように[8]、これこそまさにターゲットの統計学者がやったことである。たとえば「赤ちゃん登録をしている女性は妊娠第二期の初期に無香のローションを大量に購入する」という発見をしたのである。これによって、ターゲットは購入歴をモニターするだけで、妊娠している女性顧客を予測し、正確なタイミングでバーゲン情報を顧客に送ることができるようになった。

ターゲットの発見によれば、これはときにうまくいきすぎることがある。ドゥーヒッグの記事では、怒った父親がターゲットの店舗を訪れ、自分の高校生の娘がベビー服やベビーベッドの広告を受けとったと言い、「高校生に妊娠を奨励しているのか」と文句を言ったというのである。自動システムによる分類エラーであったかと思われたが、この場合は、父親が数週間後に謝りにきた。「娘と話したら、私の気づかぬうちに家で性行為をしていたらしく、娘は八月に出産予定であることがわかった」と。娘の購買活動が実際に妊娠していることをピンポイントで指摘したのだ。本人すら妊娠に気づいていなかったかもしれない時期にである。無害な購買情報から、ターゲットは本人が決して意図したわけではなく、しかもひどく微妙な性質の事柄を推測するにいたったのである。

2 デジタルデータがもたらすリアル情報

平均で、一日に五〜八回、人は検索をする。[9] これは大した数字ではないが、それでも検索クエリが仮想世界と現実世界における人々の活動に関する豊かな情報源であることに変わりはない。

現実世界ではどうだろう。ラース・バックストロームと、彼のヤフーリサーチとコーネル大学の同僚たちは、クエリの発生場所を調べると、ハリケーンのコース、携帯電話のサービスエリア、野球チームのファンクラブなどが容易にわかることを発見した。[10] 直観的に、ハリケーンのコースに近ければ近いほど、検索をする可能性が高い。くわえて、特定のハリケーン情報を検索する人々の場所を追跡することによって、ハリケーンのコースが特定できた。もちろん、ハリケーンのコースや携帯電話のサービスエリアを発見するためのより優れた方法はあるが、こうした事例は仮想世界から現実世界に関する情報を取得する可能性を例証する。

このような機能のより実践的な実証は地震の多い日本で開発されている。ユーザの居場所を追跡できる、マイクロブログサービスのツイッターを使って、東京大学の榊剛史らは地震発生後の一分以内に警告を発することができた(11)。他方、気象庁は地震を報告するのにだいたい六分かかる。

医療分野では、二〇〇六年以来、検索ログを活用したインフルエンザ流行の追跡調査が集中的に実施されている。数千万の人が毎年インフルエンザに罹患し、そのうち推定で二五万〜五〇万人が死亡するからである。さらにインフルエンザの症状はよく知られている。ここから、大規模なインフルエンザ患者集団と明確な症状群の組み合わせによって、インフルエンザは、以降「情報疫学(12)」と呼ばれる学問の主要対象となった。

ネットデータを用いてインフルエンザを追跡する試みは、検索ログ自体ではなく、検索エンジンが検索結果の横に表示する広告からはじまった。研究を実施したギュンター・アイゼンバッハによれば、「グーグルは通常［サイトで］行われた［検索の］詳細ログを出さないが、広告会社統計の詳細は提供する。広告会社は宣伝プログラム……のある種のキーワードを「買う」（というよりは入札する）」。グンターは三六五ドル六四セントを投じてグーグルに広告を出し、カナダで「インフル」または「インフル　症状」を検索した人の数を追跡した。その結果、カナダの公衆衛生局が収集した疫学的情報（グンターが支払ったよりはずっとコストのかかる医師たちからの報告に依拠する）と優れた相関があることを示した(13)。

グンターはカナダの全インフルエンザ患者集団を調べたが、後にインフルエンザの追跡研究はもっときめの細かいものとなり、広告ではなく、実際の検索データを使うようになった。グーグルのジェレミー・ギンズバーグらは（最初はアメリカの、後にグローバルな）グーグルの検索ログとユーザがどこにいるのかを調べた。「ネイチャー」誌に掲載された論文で、インフルエンザ関連検索数は医療機関への受診、しかも地域レベルでの受診と相関していることを示した[14]。

しかし、近年では、研究成果である「グーグルインフルトレンド」は不正確であることが証明された。メディアがインフルエンザのシーズンに平均以上の関心を示すからである。グーグルはインフルエンザ集団を大きく見積もりすぎたのだ[15]。単純に、ニュースでインフルエンザが流行っていると聞いた人たちがインフルエンザ情報をオンラインで検索したのである。グーグルインフルトレンドのような複雑なシステムの設計もれは防ぎようがないが、このシステムは疾病の追跡にオンラインデータを活用することの可能性と限界を証明したといえるだろう。

3　ネットデータとプライバシーへの脅威

検索ログが人々の関心を明らかにするという事実には、有益な側面と憂慮すべき側面がある。実際、匿名化のプロセスを経たデータでさえ完全な匿名性を保証するわけではない。好例はAOLの（意図的な）検索データのリークである。

検索ログを扱う研究者ならだれもが知っている話がある。二〇〇六年八月四日、当時AOLのチーフサイエンティストだったアブドル・チョードリーが、匿名化されたユーザおよそ六五万人による二〇〇〇万件の検索ログをリリースした。匿名化は、各ユーザに数字を割り振ることによって行われた。その前提は同一ユーザの検索はすべて特定可能だが、ユーザ自身は匿名であり続けるというものだった。ログのリリースは研究目的で行われた。AOLは社内で独自のリサーチを行う十分な資源がなかったのである。ところが、リリースから三日後にAOLは失敗に気づきログを削除した。そのときまでに、いまでも容易にデータが取得できるほど、あまりにも多くのコピーがなされてしまった。

失敗は、ユーザが匿名化されていたとはいえ、検索ログはあまりに多くの情報を明らかにするという点にある。たとえば、ユーザ４４１７７４９は「ジョージア州リルバーンの風景」を検索した。ここから、ユーザはジョージア州リルバーン（人口一万一〇〇〇人の町）に住み、犬を飼っていて（これは同じユーザの「何にでもおしっこをする犬」の検索から明らかだ）、おそらく六〇歳前後の女性（「六〇歳の独身男性」を探していた）だということがわかってしまう。あっという間に「ニューヨーク・タイムズ」の記者が、ユーザをセルマ・アーノルド、六二歳、未亡人、リルバーン在住と特定してしまった。(16)

それから何年も経った後も、いまだにAOLの検索ログデータは使用されている。たとえば、二〇一二年に、研究論文検索エンジン、「グーグルスカラー」は、AOLのログに言及する論文を一五〇〇件も挙げた。レベッカ・スクルートは著書の『ヘンリエッタ・ラックスの不死の人生』で、ラックスの死後五〇年以上経った後も、彼女の腫瘍からとったがん細胞が世界中の生物学ラボで研究に使われていることをまとめている。同様に、セルマ・アーノルドのデータもいまだに研究に使用されており、彼女はデータを削除してもらえない。これはデジタルデータの危険性に関する明確な教訓である。いったん保存されると、デジタルデータは「削除」できないのである。

AOLの失敗は決して珍しい例ではない。二〇一〇年、ある科学会議の組織者らは写真共有サイトのフリッカーのデータをリリースした。匿名化されたフリッカーユーザ間のリンクからなるデータがリリースされたため、人々は（データの異なる下位集合から）だれとだれがウェブ上で「友だち」かを競って予測しあった。会議の組織者の意図通りに問題を解決する代わりに、プリンストン大学のアーヴィンド・ナラヤナンと彼の学生たちはちょっと変わったタスクを企てた。匿名化されたデータをウェブサイトにマッピングしなおし、どのユーザが実際のウェブサイトに接続しているのかを見つけだしたのである[17]。

自分のプライバシーを意識している人ですら、プライバシーにそれほど関心のない友人の行動によりプライバシーを失ってしまうリスクがある。カーター・ジャーニガンとベフラム・ミストリーが気づいたことだが、平均で、異性愛者の男性フェイスブックユーザの友だちのうち、同性愛者の男性はわずか〇・七パーセントにすぎないが、同性愛者を名乗る男性ユーザの友だちのうち、同性愛者は四・六パーセントに上る[18]。この単純な観察から、二人はかなりの正確さでＭＩＴの学生の性的傾向を予測することができた。学生たちが自分の性的指向を明らかにしない場合にでもある。

このように、ネット上を「サーフ」するときウェブに残したデータは自分がだれであるか、何者であるのかをかなりの程度暴露してしまうのである。データの匿名性は完全な匿名性を保証するものではない。

4　ネットデータを利用する研究は倫理的たりうるのか？

もうひとつの重大な問題は、プライバシーとも複雑に絡み合っているが、倫理に関するものだ。ネットデータの大部分が医学研究とは別の目的で生みだされているにもかかわらず、医学的探求にそれを用いることは合法的なのか。

過去に、あまりにも多くの科学研究が人間をひどく扱ってきたので、たとえ科学研究における基本的な人間の尊厳の侵犯を無くすことはできないにしても、研究の倫理的基準を導入して減らすべきなのは明らかである。このような研究の最悪の例は、第二次世界大戦前と戦争中のナチスによるユダヤ人やその他四人への人体実験であり、日本軍の七三一部隊による同様の中国人への人体実験である。アメリカでは、タスクギー梅毒実験が一九三二〜一九七二年に実施され、アフリカ系アメリカ人の男性患者の梅毒治療をせずに進行を観察した。有効な治療法があったにもかかわらずである。さらに、参加者は自分が梅毒であることすら知らされていなかった。

このような実験は、多くの国において[19]、治験審査委員会（ＩＲＢ）――被験者を扱う実験を評価し、実施前と実施中の実験の評価をタスクとする委員会——の設立へとつながった。ＩＲＢの目標はリスク便益分析を実施し、実験の実施にあたり、人権や福祉に対する過度な侵害の有無を判断することにある。ＩＲＢは人間を物理的・心理的な被害から守りたいと願っている。そのため、実験者は確実に以下の三つの基本原則に従わなければならない。①実験に参加する人々への敬意、②参加者の最大の利益を考慮すること、③正義、とくに、患者間の公平性と平等性、この三つを担保しなければならない[20]。

一般に、ＩＲＢは大学が実施する、人間を被験者とした実験の要である。さらに、アメリカでは、食品医薬品局への出願の基礎となる実験はどれもＩＲＢによる事前承認を必要とする。したがって、あらゆる薬や医療デバイスはアメリカ国内での使用が承認される以前に、ＩＲＢが承認する実験によって試験済みということになる。

しかし、ネット企業は大学ではないので、通常、食品医薬品局の認可を申請しない。したがって、ネットリサーチの大部分がＩＲＢの監督ないし承認を受けない。これがはっきりしたのは二〇一三年後半のことだった。ある研究者グループが「アメリカ科学アカデミー紀要」に、「ソーシャルネットワークによる大規模感情伝染の実験証拠」と題する論文を発表した。マイクロソフト社のオンラインマガジン「スレート」は、これを「フェイスブックの非倫理的実験」と呼んだ[21]。論文には実験の詳細が記述されている。実験は二〇一二年の一週間にわたって行われた。フェイスブックのリサーチャーは七〇万人近くの「ウォール」つまり新規フィードを並べ替えた。その結果、フィードのトップに友だちの少し楽観的な投稿を見つけたユーザもあれば、少し悲観的な投稿を見たユーザもいた。リサーチャーが確認したかったのは、こうした違いがユーザの気分に変化を引き起こすかどうかだった。(22) この実験は肯定的な結果と否定的な結果をもたらした。悲観的な感情にさらされたユーザはより高い確率で暗い投稿をし、その反対もまた然りであった。しかし、それがユーザ自身の気分の反映なのか、あるいは環境に順応しただけなのかどうかははっきりしない。その一方で、暗い投稿を見た各ユーザの悲観的な投稿数は全体として少なかった。最大効果は標準偏差の二〇〇分の一だった。このため、このように大規模なサンプルが必要となったのである。微小な効果の測定にはおびただしい数のユーザを必要とし、そうしないと有意な結果が得られないのである。

上記の実験でより興味深いのは、結果が発表されてから生じた現象であろう。いくつかのニュースサイトが実験を「『フェイスブック』ユーザを悲しませた」と表現し、ユーザたちを傷つけた可能性があるとした。さらにこのようなリサーチはＩＲＢの承認を必要とすると主張し、問題のリサーチが承認を受けていなかった（実際はある意味で受けていたのだが）という事実は倫理基準に違反していると指摘した。個人的には、この研究はネットデータ研究がもたらす困難をよく表していると思う。これはとりわけ健康に関する研究に当てはまる。このため、この問題についてもう少し深く考えてみたい。

すでに指摘したように、フェイスブックは正式にＩＲＢの承認を必要としなかった。大学ではないし、食品医薬品局の承認を求めるわけでもなかったからだ。だが、論文の著者のうち二人はコーネル大学に所属していた。コーネルのＩＲＢのメンバーは研究が承認を必要とするかを検討し、不要と判断した。理由は研究がコーネルではなく、フェイスブックで実施されるからだった。このような手続きに不安を覚えるのは至極当然なことなので、フェイスブックがＩＲＢの承認を求めたと仮定してみよう。フェイスブックは承認を得られただろうか。

興味深いことに、答えは「おそらく得られた」である。フェイスブックが参加者からはっきりとした同意を得なかったにもかかわらずである。医学研究の圧倒的多数は同意を得ているのだが。まず、フェイスブックに登録する時点で、ユーザはリサーチに同意することになる。ネットのウェブサイトから得られたデータを研究目的で使用することを許可する条項が「利用規約」の多くに含まれている。これはウェブサイトに登録するときに、だれもが同意するものだ。次いで、フェイスブックはユーザのニュースフィードに手を加えたが、たんに項目が表示される順番を変えただけである。いずれにしろ下のほうまでスクロールしたユーザはすべての投稿を見ることができた。投稿の順番を変えることはフェイスブックが日常的に行っていることである。より魅力ある情報の表示方法を見出し、より多くの人にフェイスブックを使ってもらおうというわけだ。ＩＲＢはリサーチでの操作が他の順番を変えるやり方と大して変わらないとみなすだろう。操作自体は良くも悪くもない。

より広範に見てみても、ネット企業はつねに実験を行い、製品を改善している。[23] ネットサービスには習慣性があり、それが成功している理由のひとつでもある。[24] グーグルやＢｉｎｇなどの検索エンジンを改良する唯一の手段は結果を調整し、大半のユーザが変更に満足しているかを確認することである。実際、検索エンジンを使うときはいつでも、結果を表示する色、[25] フォント、ページを試験する相当数の実験に参加していることになる。このような実験を許可する（そして検索エンジンが動作するには許可する必要がある）のであれば、そうした実験から収集されるデータの利用を医学研究にも認めるべきではないか。

これは簡単に答えられる質問ではない。データの収集には様々な意味合いがあるからだ。僕たちは、他の目的（たとえば、たんにユーザが情報をアップしたり、検索をすること）で収集されたデータを利用し、また引き出すこともできる。フェイスブックの研究や情報を表示（あるいは表示しないで）ユーザにある種の行動をとらせるような他の研究と同じことである。

僕たちは、人々が有害な行動に走らないように誘導することもできるし、逆に、より有益な行動へ向けさせることもできる。複数のソースからのデータを組み合わせることも、単一ソースのデータを利用することもできる。後者はデータの利用をより狭め、それほどプライバシーを侵害しない。特定可能なデータや匿名化された集計データを使うこともできる。これらの事例はすべて平等ではなく、ＩＲＢ制度の外部では、どの研究を実施すべきか、あるいはすべきでないかを判断する適切なプロセスは存在しない。

この課題をより具体的に説明しよう。大半の人は次のようなケースには同意するだろう。製薬会社がオンライン広告を出して自社製品の使用を勧める場合、ＩＲＢの承認を必要としない。かりに広告が不安をあおる戦略を用いていたとしてもである。同様に、僕たちはワクチン反対派が考えを広めるのを妨げない。有害な影響があるとわかっていてもである。[26]それでは、オンライン広告を活用して拒食症患者に相談を促す研究にＩＲＢの承認は必要か。大衆にワクチンの啓蒙を行う研究は、人の意見を変えるかもしれないという理由で、それもたんに問いの立て方が違うという理由で、ＩＲＢの承認を必要とするのか。

研究者としての僕の意見は、より多くの人に相談するほうが有益だということである。相談相手は倫理的な人やたんに違う意見をもつ人かもしれない。正式に相談する義務がないとしても僕はそうするだろう。相談目的なら、ＩＲＢは立派な人々のグループであり、僕が現在所属するマイクロソフト社には、ＩＲＢがある。しかし、産業として、僕たちはいまだに、ネットデータを利用する様々な実験のあり方に関する倫理的な問題に頭を悩ませている。

ミシェル・メイヤーが「ワイアード」でうまくまとめたように[27]、「結局、［人間を被験者とする研究に関する］法律は［フェイスブックの］研究には適用されず、かりに適用したとしても、多少のすったもんだのすえ、承認されたことだろう。……フェイスブックのような操作、データマイニング、その他二一世紀の実践の妥当性についてはもっと議論すべきではある。しかし、民間団体が自由にそのような実践を行うのを認めるかぎり、学者がその効果を決定するのを不当に妨げるべきではない。……ＩＲＢは仮想世界において企業などが行うアピールの効果研究を不可能にする。仮想世界のアピールの危険は現実世界のそれと同じ強度をもつ。現実世界で、人々は、大規模なスケールで、しかも結果がどうなるかわからない状態で、日常的にアピールにさらされている。ＩＲＢが仮想世界においてそれを規制してもあまり意味をなさない。企業が収支に役立つよう好きにやっていること、ＮＰＯが掲げる理念のためにできることを想起するなら、一般化が可能な知を創出しようと励んでいる人たちが実験するのを（さらに）困難、あるいは不可能にしてしまってはならない[28]」。

以下の各章で、慎重に取り扱うべきデータの分析を行うが、データの性質については充分に承知しているし、被観察者を匿名にするように気をつける。データは僕たちが受けとる時点ですでに匿名化されているが、ユーザのプライバシーは完全には保証されないので、ここでは集計データを調べることにする。したがって、ユーザ441774 9が何を検索するかを調べるようなことはほとんどない。むしろ「医薬品のリピーターについて何人が質問し、それから何人が胸痛を調べたか」を問いたいと思う。

さらに、異なるソースのデータをリンクするとプライバシーの侵害はたやすい。たとえば、ある検索エンジンのユーザがだれかわからなくても、検索をフェイスブックのプロフィールとどうにかしてマッチさせると、すぐに名前や住所までわかってしまうだろう。したがって、僕たちはリンク（あるいは業界でいう「ジョイン」）を行わないようにする。

ネットデータは適切なプライバシーの保護のもとで使用されるべきだと思う。人々の行動や経験への前例のない洞察をもたらすからである。イアン・ブキャンが二〇一三年のマイクロソフトのマシンラーニング・サミットのパネルディスカッションで指摘したように、「徹底的にプライバシーの問題を議論すべきだが、つねにリスク便益の文脈を踏まえたうえで行うべきであり、リスクだけを前提にしてはならない。それは完全につくりものだからだ」。本書の場合、大前提は人類の健康をより良いものにすることである。それは間違いなく崇高な理念である。

5　医学研究におけるネットデータの利用法

ネットデータが有益であり、ときには、従来手法で収集されたデータより優れている領域が四つある。

①同一人物が行った検索を特定できるので、オフラインのやり方では難しい組み合わせが可能になる。第四章で見るように、数日前から飲みはじめた薬の有害反応を特定することはできても、発現までに時間のかかる有害反応と薬をリンクさせるのは難しい。検索ログの活用により、リンクが可能になり、これが消費者の安全に大きな恩恵をもたらす。

②受動的な、邪魔にならない観察、たとえばネットデータに由来する観察が、ときには唯一実行可能なデータの収集法である。がんに罹った子をもつ両親が診断直後の数週間にどんな経験をするのかを調べる場合、被験者の多くは実験に参加しないし、アンケートすら仕上げることができない。その主な理由は（当然のことながら）告知によって「打ちのめされてしまった」状態にあり、途方に暮れているからである。同様の研究に検索データを

利用するには、検索を観察すればよいのだが、もちろん検索者が患者本人なのか、介護者なのか、あるいは友人なのかを確認する方法はないので、手法を開発し、確実に観察を実行するようにし、少なくとも高い確率で識別して観察できるようにしなければならない。この手法で得られた洞察例は第5章でとりあげる。

③ある種のウェブサイトでは、ユーザは本当のことを言う傾向にある。逆に、この反対例もたくさんあり、僕のお気に入りはオンライン出会い系サイトのOKCupid.comである。そのブログ記事がこう紹介している。(29) サイトの測定によれば、ユーザは身長を二インチ高く言い、収入を二〇パーセント増しにし、性的志向については虚偽の申告をするそうだ。たとえば、両性愛者と名乗る人の八〇パーセントは実際、どちらか一方のジェンダーに興味をもっている。収入などの事柄については嘘を言うもっともな理由がある。二三歳以上で収入の低い男性は女性からまったくメッセージがもらえない（それより若い男性はお金がなくてもいいということのようだ）。嘘をつくもっともな理由があるとき、人は嘘をつく。しかし、匿名となると、こうした誘因はなくなる。たとえば、検索エンジンで調べ物をするときやヤフーアンサーズなどの掲示板で匿名になるときなどである。

あらゆるユーザが本当のことを言っているのかを確認することは不可能である。質問しに行く（あるいはユーザのカルテを調べる）わけにはいかないからだ。しかし、全人口の平均を比較することはできる。比較すると、甲状腺がんなど特定のタイプのがんについて質問する人の数は、アメリカ疾病予防管理センターが公表する疾病の発現と高い相関を示すことがわかる。同様に、特定の薬の検索者数は販売された処方薬数と高い相関にある。

④知りたい活動がネット上で行われるのであれば、ネットはリサーチに最適の場所である。ある種の疾病は比較的まれで驚くほどだが、たとえば、一〇万人に一人の割合としてみよう。インターネットがなかったころは、そのような疾病を抱える人は他の同じ病気をもつ仲間を見つけることが難しかった。しかし、今日では、ネットが仮想の集う場となっており、アドバイス、サポート、慰めを提供している。

希少疾病の患者らが集う場のなかには本当にすばらしいものがあり、なかでもPatientsLikeMe（ペイシェンツライクミー）ほど優れたものはない。ステファン・ヘイウッドは独学で建築と土木を学んだが、二九歳のときに筋萎縮性側索硬化症（ＡＬＳ）と診断された。ＡＬＳはまれな病気であり、運動ニューロン（筋肉に動くように指令する神経細胞）の変成を引き起こし、患者はしばしば呼吸ができなくなって死亡する。治療法はわかっていない。ステファンは最初に診断されてから八年後に死亡したが、彼の兄弟や家族の友人がPatientsLikeMeを立ち上げ、ＡＬＳの患者が仲間を見つけ、病気に関する質問や経験を共有するサイトとなっている。

設立して間もなく、PatientsLikeMeはALS以外の希少疾病の患者が集う場ともなり、より一般的な慢性疾患の患者も集まるようになった。今日では、一五〇〇種類もの病気を患う患者二〇万人以上の役に立っている。しかし重要なことは、ALS患者の最大のインターネットコミュニティであることだ。サイトでは、症状を報告しあうが、ときにはきわめて詳細にわたることもあれば、その一方で、かなりありふれた質問をすることもある。PatientsLikeMeは確実に患者の役に立っているが、患者の経験に即しているという点で医学研究の進歩にも貢献している。たとえば、小規模の臨床試験によれば、炭酸リチウムがALSの進行を遅らせるという。PatientsLikeMeの患者のうち、このサプリメントを飲んだと報告した患者と飲まなかったという患者を比較することによって、ポール・ウィックスらは、炭酸リチウムは実際のところ進行を遅らせる効果はないということを示した。[30]

同様のウェブサイトや特別なコミュニティが多くの患者グループのために存在している。しかし、患者グループのなかにはあまり優れていないものもある。同僚がかつて僕に拒食症患者のためのサイトを立ち上げたと教えてくれた。サイトが稼働しはじめてすぐに、彼はSNS機能を停止する羽目になった。病気からの回復法ではなく、体重を減らす方法に関する情報を、ユーザたちが共有しはじめたからである。

残念ながら、有害な行為を推進するウェブサイトは多くあり、とくに精神疾患についてはそうである。本書の第三章で紹介するサイトでは、神経性無食欲症を「ライフスタイルの選択」として扱い、訪問者が家族や友人たちに病気を隠したり、餓死したり、痩せた人々から刺激を受けるような写真を見つけたりするのを手伝っている。

これらすべての事例において、オンラインで生成された情報は研究するのにもっともふさわしい情報である。以降の章で、ウェブサイトをいくつか紹介し、僕たちが学んだことを述べる。ただし、そのようなコンテンツから知りうることの詳細を考察する前に、関連する質問をひとつ取り上げておきたい。見逃されがちな質問でもある。「そもそも人はなぜ医学情報を得るためにウェブに行くのか。かかりつけ医に質問するほうが適切ではないのか」。次章はこの質問に答えることを試みる。興味深い医学情報をどこで探すべき（あるいは探すべきではないか）について洞察を得ようとするだろう。さらにどのような種類のデータを発見することが期待できるのかについても論じる。

Crowdsourced Health

第2章

医者にすべてを相談できるわけではない

フランツ・インゲルフィンガー博士は胃腸科の専門医で、「ニューイングランド・ジャーナル・オブ・メディスン」の編集委員も務めた。その彼ががんと診断された。診断後に行った一九八〇年の講義で[1]、インゲルフィンガー博士は自らと家族に寄せられた情報の洪水が苦痛だったと語り、こう忠告してくれた友人を賞賛した。「押し寄せる情報のことは忘れて、たんに何をすればいいのかを言ってくれる人を探したほうがいい。きみには医者が必要だ」。

医学的な質問をするのに人はなぜインターネットを使うのか。まず、当たり前のことだが、情報がネット上にあるからである。しかしよく考えてみると、そう単純なことでもない。ウェブは紛らわしい知識を提供するので悪名高い。情報過多になるかもしれない。そもそも多くの人には、かかりつけ医というちゃんとした相談相手がいるのだから、その人に質問をするがよい。さらに、質問が匿名でないなら、もしかすると気まずい情報を友人や仲間に漏らしてしまうかもしれない。本章は医学的な質問をするのになぜインターネットを使うのかを問うことからはじめたい。また、それに関連する問い、「探している情報を本当に見つけられるのか?」も検討する。

医学ニーズになぜネットを使うのかという問いはユーザの数だけ答えがあるだろう。そこで僕は一般化して問いに答えようと思う。一般化が広すぎないことを祈りつつ。

ここでもう一度繰り返しておくが、ピュー研究所〔ワシントンDCにあるシンクタンク〕の調査によれば、アメリカの成人人口の八五パーセントがインターネットを使用し、そのうち少なくとも八〇パーセントはネットを使って医学的な問題を調べている。したがって、医学情報を検索するのは一般的なオンライン行動であるといえる。

1　人はなぜネットで医療情報を検索するのか？

題名は質問内容を限定する

医学的な疑問にインターネットが使われる理由を理解する方法のひとつに、医学情報がどこで探されているのかを調べるやり方がある。人は様々なサイトで医学的な質問ができるし、実際にそうしている。僕は、ダン・ペレグ、ヨエル・マーレクと四つのサイトを比較した。一般的な質問と医学に関連する質問をするのに使われるサイトである。(2) ①フェイスブック、②ツイッター、③グーグルグループ（トピック限定型の交流サイト）、④ヤフーアンサーズ（あるユーザの質問に他のユーザが答える）〔日本語版は「Ｙａｈｏｏ！知恵袋」〕の投稿を調べた。これらのサイト間の重要な違いは、個人がどの程度特定可能かである。つまり、ユーザの特定がどれほど容易か、そしてそのユーザの仮想ペルソナを現実世界の人物にリンクさせるのがどれほど容易かということだ。

あなたが先進国の住民であるか、または世界のどこであれ固定電話をもっているならば、なんらかの理由で調査を受けたことがあるかもしれない。電話がかかってきて、雄弁な若い男性か女性が、名前と企業名を名乗り、あなたがまさに電話をかけた相手であることを確認し、質問に答えてくれるかどうかを聞いてくる。貴重な時間のうち数分しかかからない。こうした状況にいると想像してほしい。どんなトピックについてなら質問に答えてもいいと思うだろうか。答えたくないトピックは何か。電話の相手はあなたを特定しており、あなたがだれかを知っていることを思い起こしてほしい。多くの人は（そもそも調査に同意したとして）お気に入りの朝食のシリアルや通勤時間についてなら答えるだろう。しかし月収や、ポルノサイトの閲覧経験やその好みについて聞かれたら、快く答えるだろうか。あなたは答えますか、それとも電話を切りますか。

電話調査会社はよく知っているが、ある種のトピックについて本当の回答を得るのは難しい。とりわけ調査が匿名でない場合、つまり、調査者が対象者を特定しており、対象者も自分の身許が調査者に割れていると知っている場合である。もっとも答えにくいトピックは、少なくとも欧米社会においては、個人の特性（体重や年齢など）、経済状況（月収など）、社会的に話題にしたくない行動（性行動など）である。これら以外のトピックならば、あるいは回答者が匿名のままである場合は、本当の回答を得るのはずっとたやすい。

ダン、ヨエル、そして僕は、同様の行動がオンラインでも、とりわけ医学的質問についても、生じることを発見した。医学的質問は、もちろん、口にしにくい質問である。昨夜腐った寿司を食べた結末を詳しく説明し、医者に行ったほうがいいか、と平気で友だちに聞けるだろうか。たぶん、そうではないだろう。同じ質問をするなら、自分のことをだれも知らないところで聞いたほうがいい。現実世界で身許を知り、仮想アイデンティティを物理的アイデンティティに結びつける能力、すなわち特定可能性は重要である。したがって、様々な人気サイトが特定可能性にどう対処しているのかは調べるに値する。

フェイスブックは、ユーザが本名を明らかにすることをポリシーとしている。ツイッターでは、本名を出す人もいるが、偽名の人のほうが多い。しかしツイッターユーザは長期間活動するので、通常の場合、ある程度、特定可能である。その正反対は、グーグルグループやヤフーアンサーズである。これらのサイトではどんなユーザ名でも登録することができ、まったく無意味な名前でもかまわない。

フェイスブックの投稿はパブリック(だれもが見られる)でもプライベート(友だちに限定)でもよい。さらに、しばらくパブリックであっても、後から削除される場合もある。ユーザが情報の共有をやめたくなったか、あるいは友だちだけと共有しプライベートにしようと思ったからである。ユーザが考え直して何を削除したかを確認すれば、多くのことが明らかになる。

友だち間で共有されるプライベートメッセージは、食べ物、遊び、時間に関するものだ。多くは外食、映画、その他のレジャー活動に関わる。パブリックな投稿と後から削除された投稿を比較すると、ある種の投稿を削除するのにはそれなりの理由があることがわかる。卑猥な言葉や身体の状態や活動に関する情報が多く含まれている。したがって、ユーザがある種の投稿を削除するのは、ちゃんとしたパブリックペルソナを維持するためであるように見える。フェイスブックユーザは社会規範や自分のパブリックイメージを意識している。これはユーザが後から自分の投稿に含まれる卑猥な言葉や怒りの表現やセックスへの言及を修正するという事実から明らかである。さらに、経済情報、健康関連データ、社会的に受け入れられない活動など、微妙なトピックが事実上フェイスブックには皆無である。

ツイッターでは、こうした問題含みのトピックが多く議論されている。実際、ある患者グループなどはツイッター上で、仮想「ミーティング」を開催している。[3] ツイッターはある程度匿名なので、気分障害や様々な中毒症状など、偏見をもって見られる病気すら比較的自由にツイートされている。調べたわけではないが、確信をもって推測すると、ツイッターで人に言えないようなトピックをツイートするユーザは、そうでないユーザと較べて、より匿名の領域に近い。

匿名であることの利点

ヤフーアンサーズやグーグルグループのように匿名が大多数である場合、人に言えないような情報が表に出てくる。ヤフーアンサーズで、少なくとも六万六〇〇〇人が「はじめてのセックスに役立つアドバイスは何か？」といった質問をしていると気づいたとき、隔世の感があった。このようなトピックは微妙なものだと思われてきたことは明らかである。調査会社の研究から、回答者が嘘をつく傾向にある質問項目がわかっているからだ。ところがヤフーアンサーズでは、「一七歳、男、身長一七五センチ、体重七五キロ、僕は太っているでしょうか？」というかたちの質問が八万件近くも寄せられている。こうした質問で、ユーザは年齢、性別、身長、体重まで書いて、「太っていますか？」[4]（あるいは「痩せていますか？」「肥満ですか？」「痩せすぎですか？」）と聞いているのだ。他の質問、とくに税金に関するものでは、ユーザは収入を書くし、さらに別の質問では、性的行動にまで触れるものもある。より一般的にいえば、健康、恋愛関係、セクシャリティ、合法ないし非合法な行動に関する質問が、ヤフーアンサーズやグーグルグループでは頻繁に見られる。

興味深いことに、ヤフーアンサーズのユーザのなかには、自分の質問が微妙なものであることを明らかにする人もいる。僕たちは（「秘密の質問」と名づけた）一連の質問に対するユーザの反応を観察した。「両親には言えない」けれども、世界中のだれかに匿名で答えてほしいと思う質問だ。たとえば、あるユーザは「性病にかかったかも⁉ たぶん性病だ。一四歳だから、親には言えない……」と質問してきた。痛ましい質問もあれば、馬鹿げたものもあるが、このような質問は、ヤフーアンサーズのような匿名の場でしか得られない知識のニーズがあることを示している。残念ながら、友だちやSNSのメンバーや家族にそんな質問はできないと思う人がいる。フェイスブックで自分の子どもの「友だち」になっている親は多いから、身許が特定可能なウェブサイトで質問をしたら、夕食のときに、たちまち小言をくらうことになるだろう。ヤフーアンサーズでは、匿名でいられるから、親にばれることはない。

「秘密の質問」は、何が隠されているのか、だれに隠しているのかを教えてくれる。恋愛関係の問題は、しばしば配偶者や親友には内緒である。面白いのは、僕たちの発見によると、女性の質問者はボーイフレンドには話せない問題をたくさん抱えているのに、男性の質問者でそういう人はほとんどいないことだ。これは男性が問題を抱えていないということではなく、たんに問題について話さない傾向にあることを意味している。同様に、経済問題、家族問題、健康状態、セックスの問題なども配偶者に話すべき事柄ではない。これらすべてについて、パートナーは効果的に相手と話し合うのが難しいと感じている。さらに問題なのは、質問者が先生に相談したがらないという事実だ。おそらく教師をアウトサイダーとみなしているのだろう。そして質問者によっては、ダイエット、身体的・精神的健康など、医学的問題を医師に相談できないという。医師のことを知りすぎている場合も、あまりよく知らないと感じる場合も、結果は同じである。患者が主治医のことをよく知らないと思う可能性は以下のエビデンスにより立証されている。患者が自分の情報を主治医に開示しないのは、非難されるかもしれないという不安によるのである。[5] たとえば、がん患者が追加治療として代替医療を検討している場合、主治医が反対するとか、後で軽蔑されるのを怖れるということがある。このような事柄については、ヤフーアンサーズという匿名の場が優れたはけ口になる。

しかし、ユーザはヤフーアンサーズの匿名の質問だけに満足しているわけではなく、もう一手間加えて、痕跡を隠す。あるユーザたちは二つのオンラインペルソナを使っている。ひとつはコミュニティとやりとりし、普通の質問をしたり、他のユーザの質問に答えたりするのに使用し、もうひとつは人に言えない質問専用に使用する。また別のユーザはなんらかの個人情報を隠蔽して微妙な質問をする。あるいは嘘の情報を提供する。さらに、あるユーザは、単純に、納得のいく答えを受けとるとすぐ、微妙な類いの質問を削除してしまう。

ユーザは感情的なサポートを好む

明らかに、ユーザは自分だけの秘密にしておきたい部分をさらしていることを意識している。それによって何を得るのか。まず、思いやりがあって、正確な、多数の回答を受けとることが挙げられる。質問が細かくなると回答の正確さは減少するが、質問の多くはマイナーな医学的問題にかかわっており、正確な回答を受けとることができる。質問者は回答のいくつかをベストアンサーとするが、より高度な内容を含む回答が好まれることはほとんどなく（一パーセント以下）、むしろ感情的なサポートをしてくれる回答を好む傾向が明らかにある（「ベスト」として選ばれた回答のうちで六パーセント）。ヤフーアンサーズでユーザが求める情報の多くはグーグルやBingで検索しても得られるが、感情的なサポートやより繊細な情報を求めている人は直接ヤフーアンサーズに行くのである。

ヤフーアンサーズで回答すると、ポイントがもらえる。ポイントはほとんど何の役にも立たず、せいぜいサイトでユーザのランクが上がる程度だが、それでもユーザは欲しがる。おそらく、このため、ニュースサイトでは卑劣な反応を引き起こしそうな質問でさえ、ヤフーアンサーズではていねいな回答が返ってくるのである。たとえば、あるユーザは「身長五フィート五インチの女性、体重九四キロです。私は肥満ですか？」と質問した。アメリカ疾病予防管理センターが刊行したガイドラインによれば、明らかに彼女は肥満であり、侮蔑的な回答を返すのは難しくない。ところが、彼女はより思いやりのある回答を受けとった。「残念ながら太りすぎです。悲しい状況ですが、現状を変えるように何かしたほうがいいです」。

ここでのポイントは、人はヤフーアンサーズを使って医学情報を求めるが、それはしばしば微妙なものであり、自分のことを知られているフォーラムなどでは聞けないということである。しかし、そうしたユーザは親密なやりとりを望んでいるのだ。

検索エンジンは医学的なクエリに匿名の場を提供し、ヤフーアンサーズと同様のサービスを提供する。もっとも、感情的なサポートや親密なやりとりはないけれども。検索エンジンの利点はすぐに情報が得られるという点にある。これはより「ソーシャルな」ウェブサイトが打ち勝つのが難しいところである。したがって、当たり前のことだが、あらゆる実生活での行動についての質問数と、実際に起こる頻度の相関を調べる場合、たとえば、疾病の発現とＢｉｎｇでそれについて質問する人の数の相関を測定した場合、現実世界の測定値と非常に高い確率で相関する。

同様に、医学的フォーラムは感情的なサポートと医学情報を提供するが、匿名性はない。これはとりわけユーザが長期間にわたって情報をアップするサイトに当てはまる。たとえば、PatientsLikeMeやその他の患者フォーラムがそうである。

ネット情報のアクセスしやすさ

匿名性は別にしても、アクセスのよさと使い勝手のよさもまた医学情報のソースとしてインターネットが選ばれる理由に影響を及ぼす。まず、診察や治療へアクセスできない人が大勢いる。医療費負担適正化法（オバマケア）以前は、アメリカで四九九〇万人[6]、人口の一六・三パーセントが健康保険に加入していなかった。オバマケア施行後の保険未加入者数を示す適切なデータを入手するのはまだ難しいが、健康保険に加入していないために、診察や治療を受けるのが困難な人が存在すると考えてよいだろう。さらに、アメリカで保険に加入している成人の二一パーセントが不十分な保険しかもっていない。すなわち、診察を受ければ相当な金額を支払わねばならないのである[7]。その結果、医学的問題が発生したとき、地域の病院の救急外来にかかるか、苦痛の解決法をオンラインで見つけようとするのである。これは、本人または近い親戚ががんと診断された直後に検索されるクエリを調べるとすぐにわかる。様々なタイプのがんに関連するクエリでもっともよく使われる用語のひとつに「フリー」がある。大腸がんの専門医はこれを「無病生存率《ディジーズ・フリー・サバイバル》」ではないかと言ったが、クエリをもっとよく調べてみると、「無料《フリー》診断」と「無料《フリー》の治療」という文脈で使われていることがわかった。おそらくそういった検索をした人々は他に治療を受ける選択肢がなかったのだろう。

先進国では医療へのアクセスが大多数に与えられているとしても、とくに専門家のケアが必要な場合は、すぐにアクセスすることは難しいかもしれない。高額であったり、遠くへ出かける必要があるかもしれない。したがって、人はしばしば最初はオンラインで情報にふるいをかける（あの瘤はすぐに医者に掛からなければならないものか、それとも毎年の検査まで、あと二週間様子を見てもいいものか？　昨夜の火遊びで妊娠する可能性はどれくらいか？）。

興味深いことに、このような情報の選別（あるいは自己診断）は生命の危険を脅かすような状態であっても明白である。ライアン・ホワイトとエリック・ホーヴィッツは、特定の症状に関するクエリを出してから、実際に治療のために医療機関を訪れるまでの時間を記録した。(8) 腹痛、頭痛、めまい、胸痛はいずれも五時間以内で受診へつながっている。対照的に、吐き気、関節痛、背痛を調べた患者は受診までに二〇～三〇時間かかっている。面白いことに、胸痛を調べる場合ですら、心臓発作の重要な徴候のひとつであるにもかかわらず、すぐに行動するのではなく、病院を探そうと決断するのに三時間もかかっていることである。しかし、大半は胸痛を調べ自分が危険な状態にあることを認識し、コンピュータの前に座っている代わりに、緊急治療を電話で要請する。

ネットで医学情報を検索する理由は、プライバシー、正確な情報、アクセスの速さ、感情的なサポートなど、複数の要因が複雑に絡み合っている。

2　オンライン上の医学情報は有益か？

先に挙げた基準に照らして、ユーザは求めている情報やサポートを見つけているのだろうか。科学文献はこの点について意見が分かれている。一方で、ピュー研究所の「インターネットとアメリカ合衆国市民に関するプロジェクト」[9]の報告によれば、オンラインデータで自分の状態を診断した人の四一パーセントが、診断が医者によって確認されたと回答したのに対し、医師に否定されたのはわずか一八パーセントにとどまった。残りの大半は医者にかからなかったので、診断が正確かどうかは推測するほかない。

他方、多数の論文がオンラインの医学情報はきわめて不正確であることを示している。たとえば、ワクチンに反対するグループはいまだにMMRワクチンで自閉症を発症すると主張しているが、はじめにその関連性を示した研究は撤回され、複数の追跡調査によって主張は否定されている。別のグループは代替医療のみががんに対する唯一の治療法だと喧伝している。

ウェブサイトのなかには不注意なものもあり、起こりうるあらゆる可能性を挙げているが、実際そうしたものはきわめてまれかありえないものだったりする。このため多くの人がいわゆる「サイバー心気症[10]」に罹っている。ホワイトとホーヴィッツはサイバー心気症を次のように定義している。おそらく完全に無害な（しかし不快な）症状に悩まされている人が、ウェブでそれについて検索し、ずっと深刻な状態にあると信じ込むことである。こうした事態は、たとえば、「頭痛」を検索し、脳腫瘍があると決め込む場合だ。あるいは、筋収縮があり、そのため命にかかわる神経病であるALSに罹ったと考えるなど。

サイバー心気症はより古い現象である心気症の現われのひとつにすぎない。一八八九年にジェローム・K・ジェロームが『ボートの三人男』で見事にまとめてみせた[11]。このすばらしい本から引用しよう。


よく覚えているのだが、私はある日、大英博物館へ行き、軽い症状があったちょっとした病気——おそらく花粉症——の治療法について調べた。本を借り出し、すべての項目を読んだ。私はパラパラとぼんやり本のページを繰って、病気一般について何気なく調べはじめた。熱心に読んだ最初の病気が何だったのかはもう覚えていないが、何か恐ろしい、ショッキングな内容だった。「前駆症状」リストの半分も見ないうちに、私はその病気に罹っていると確信した。

しばらく身動きがとれなかった、恐怖に固まっていたのだ。絶望からなげやりにページを繰った。腸チフスに行き当たり、その症状を読み、腸チフスに罹っていることも発見した。もう数カ月も気づかぬうちに罹患していたにちがいない、さらに他の病気に罹っているかもしれないと疑い、舞踏病に行き当たった。予想通り、それにも罹っていることに気がついた。自分の症例に興味をもちはじめ、リストの下まで見ようと思った。アルファベット順にはじめ、マラリア熱について読み、そのために苦しんでいること、急性期は二週間程度ではじまることを学んだ。ブライト病は、幸いなことに、その変種に罹っているだけで、私に関していえば、あと数年は生きられる。コレラにやられており、重篤な合併症があった。ジフテリアはといえば、生まれつきもっていたようだ。入念にアルファベット二六項目を調べ、罹っていない唯一の病気はメイド膝だけだという結論に達した。

最初はむしろ罹っていないことに傷ついた。何か侮蔑のように思われた。どうしてメイド膝に罹っていないのだろう。この例外に不快を覚えるのはなぜか。しかし、しばらくして、より落ち着いた感情に満たされた。薬理学で知られている他の病気はすべてもっていることを思い起こし、身勝手な自分を反省し、メイド膝はなくてもいいと心に決めた。痛風はきわめて悪性の段階にあったと思われるし、気づかぬうちに、私を襲っていた。伝染病は、少年のころから患っているのが明らかだった。伝染病がリストの最後の病気で、もう他には罹っている病気はないと結論した。

私はじっと考え込んでいた。医学的観点から見れば、私はなんと面白い症例か、授業に使うにはなんとすばらしい掘出し物か、と思った。私のような患者がいれば、学生は「病院を巡回する」必要がないだろう。私は一人で病院のようなものだ。学生たちは私の周囲を歩くだけでよく、それで学位が取得できるというものだ。

不正確な医学情報に対処するために、「ヘルス・オン・ザ・ネット」というNPOがウェブサイトの掲載する医学情報の信頼性と有益性を認定している。しかし、現在、認定を受けているサイトはわずか五〇〇〇にすぎない。対して、約四万九〇〇〇の健康関連ウェブサイトが、手動で情報を収集する「オープン・ディレクトリ・プロジェクト」に挙げられている。すべての認定はボランティアで行われているので、ヘルス・オン・ザ・ネットの基準を満たさないサイトについてはどうすることもできない。したがって、良質な医学情報をウェブ上で見つけたという人がいたとしても、データは状況の微妙さを告げている。

3　ユーザが提供するデータはどこまで正確なのか？

ユーザは自分が提供する情報の一部は人に言えないものだと感じているので、データがどれほどユーザのことを教えてくれるのか、そしてどの程度情報が正確なのか、テストしてみる価値はあるだろう。各情報の正確さを評価することはできないが、情報が平均で正確かどうかをチェックすることはできる。すでに見たように、現実世界の行動のあるもの（たとえば処方箋の発行数とがんの発現）は、検索ログに見るそれに関するクエリの頻度とよく相関している。ヤフーアンサーズからもう少し例を挙げよう。

ヤフーアンサーズのユーザは質問すると、約一七〇〇種類のカテゴリーのどれかに自分の質問を分類しなければならない。カテゴリーには、たとえば、宿題、旅行、妊娠などがある。図（次ページ）はチャートのほんの一部を示す。チャートはあるカテゴリーの質問から別のカテゴリーの質問までの平均月数を測定して作成された。たとえば、「妊娠」カテゴリーの質問をした人はたいてい八カ月後に「新生児・赤ちゃん」カテゴリーの質問をする。さらに一五カ月後、同じ人は「幼児」カテゴリーの質問をする可能性が高い。

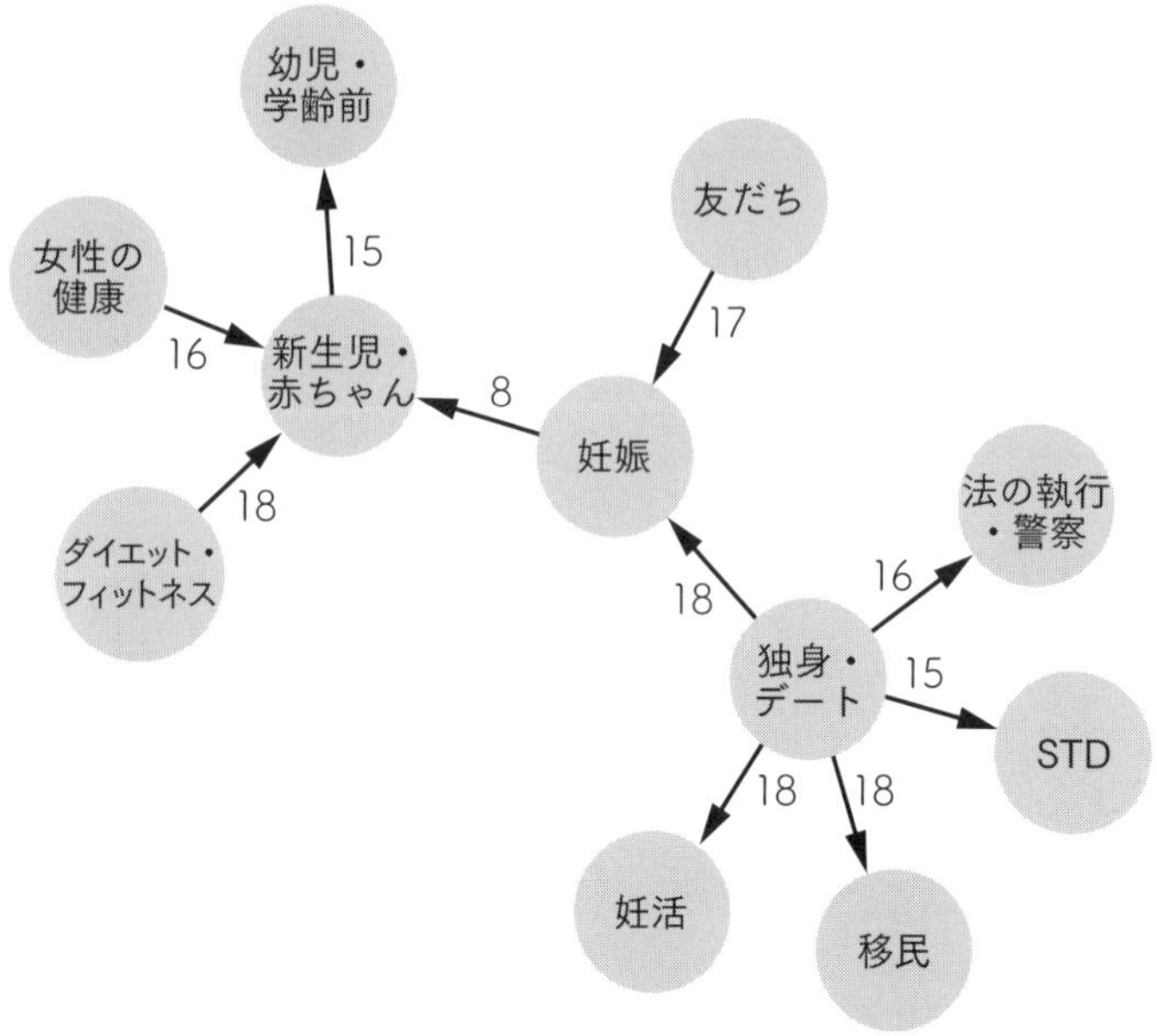

図　ヤフーアンサーズにおける異なるカテゴリーの質問にかかる平均月数

デート・セックス関連の質問が出てから妊娠についての質問が出るまで、平均で一八カ月かかる。一八カ月というのは、アメリカで移民問題に対処するのにかかる時間でもあり、これは配偶者が外国出身の場合（や妊娠が自然に発生しなかった場合）において、「妊活」カテゴリーに質問するまでに一八カ月かかるということを意味している。ところで、「妊活」カテゴリーで質問する未来の両親は、わずか二週間後には「妊娠」カテゴリーの質問をしはじめる。性感染症（ＳＴＤ）の場合はもっと早く表面化する。特徴的なことに、デートの開始から一五カ月目に現れる。そして一六カ月は、平均で、関係が悪化するのにかかる時間である。ひどい場合は、相手を家から追い出すのに警察の手を借りることになる。これは「法の執行・警察」というカテゴリーの質問を見ればわかる。

このような推移はずっと深刻な現象のほんのさわりである。僕たちの経験から上記の推移のいくつかは少なくとも有意義である。たとえば、一般に妊娠期間は九カ月というように。つまり、ユーザは質問をすることによって現実の行動を明らかにしているのである。さらに、僕の予測では、かりに一人のユーザのあらゆる質問を研究したなら、そのユーザが自分の抱える問題すべてについて質問する場合、現実世界でその個人を特定することはそれほど難しくはないだろう。ちょうど、ＡＯＬのログによって、セルマ・アーノルドの身許が明らかになったように。したがって、賢いユーザは質問を匿名化するという手続きを踏むだろう。少なくとも生活の微妙な局面にかかわる質問については。

前章で述べたように、微妙な社会的行動と知りながら質問をする人は多い。なかでも一般的な質問のひとつに一〇代のセックスがある。よくある質問はこんな感じではじまる。「初めてのセックスへのアドバイスをください。私は一五歳で、つきあって一年半のボーイフレンドは一七歳です」。ここには、一〇代、二〇代の若者の初めてのセックスの年齢が書かれている（アメリカ疾病予防管理センターも調査によって測定しており、最新版は二〇〇二年度版である）[12]。初体験について質問する人々の年齢とキンゼイ研究所の調査報告による年齢を比較すると、ほぼ完全な一致が得られる。主な差異は、キンゼイは一五歳以下には調査を行わないが、ヤフーアンサーズでは一三歳ともっと若い人からも質問が寄せられている。またキンゼイは二四歳以上を対象外とするが、少なからず多くの人が初体験についてアドバイスを求め、彼らは二四歳以上だと報告している。

質問に関連して提供される情報の正確さを実証する別の例を挙げよう。年齢、性別、身長、体重を明記したうえで「僕は太っていますか？」（または「痩せていますか？」「肥満ですか？」「痩せすぎですか？」）という質問が八万件ほどもある。年齢・性別の平均体重と身長を比較すると、質問とアメリカ疾病予防管理センターが実施した一〇代の測定値が非常によくマッチする。しかし興味深いのは平均よりその詳細である。男性はかなり正確に自分の体重を評価することがわかった。男性が「痩せすぎですか?」と質問する場合、たいてい痩せすぎなのである。同様に、「太っていますか?」あるいは「肥満ですか?」と質問する男性はだいたい実際に太りすぎか、医学的に肥満なのである。女性は体重の評価がそれほどうまくない。「痩せすぎですか?」あるいは「肥満ですか?」と質問する女性は体重のスケールの両極端に位置する。「太っていますか?」と質問する女性はステレオタイプと一致するか、アメリカ疾病予防管理センターの調査の平均値をわずかに下回っている。

したがって、次のように想定することは正しい。すなわち、質問、とくに微妙な質問をするときユーザがもたらす情報は、プライバシーの侵害につながる恐れがあり、重要な、おそらく不快な情報を明らかにしている。一研究者の観点からすれば、これらのデータはプライバシーを保護する方法で利用されれば、科学的な探求への恩恵をもたらすだろう。

善意ある人々から寄せられる情報にインゲルフィンガー博士は圧倒された。インターネット上の情報はインゲルフィンガー博士の時代よりもずっと豊富だが、今日では、そうした情報は人々が検索を行い、より特定の情報を受けとることを可能にする。より重要なのは、おそらく、情報によって、同じような考えをもつ個人、少なくとも同じような状況にある個人から感情的なサポートが得られることである。いまなら、インゲルフィンガー博士の友人はこう言っただろう。「きみには医者と優れたオンラインサポートが必要だ」。

Crowdsourced Health

第3章

オンラインで悪化する病気
——拒食症のケースから

摂食障害に関する研究で、僕は写真共有サイトに投稿された画像を使用した。それは、拒食症に対する個人のスタンスを特徴づけるものだった。僕は画像（大半は痩せた女性たちのもの）を閲覧し、画像や添付の文書にもとづいて、問題の個人が摂食障害に賛成なのか反対なのかを判断した。デスクの前を通り過ぎた同僚は、僕がラベルをつけていた画像を見て、「男の子の写真ばかりだな」と言った。

前章までで、ネットデータを利用して研究すべき事象があるということは見てきた。インターネットは患者の行動の多くが発生する場だからである。ネットがない時代には、比較的まれな病気の患者は仲間を見つけるのが困難だった。今日では、インターネットが仮想の集い場として機能しており、回復への助言を提供したりもする。しかし、驚くべきことに、より悪化する方法をアドバイスしているものもある。これはとくにある種の精神疾患、たとえば拒食症《アノレクシア》に当てはまる。本章では、拒食症患者のオンライン上での語りから学んだことを述べる。この知見は、オンライン以外のどんな方法によっても獲得するのが困難であり、善意がもたらす有害な効果について教えてくれる。また、痩せた有名人について書かれた言葉が、いかに実害をもたらすかをも示す。

拒食症は恐ろしい病気である。アメリカ精神医学会が発行する『精神疾患の診断・統計マニュアル』（DSM）の最新版（DSM―5）で精神疾患と定義されている。体重の増加への恐怖と、その結果、自ら餓死するにいたるものである。推計によれば、患者の二パーセント～一四パーセントが死亡し、圧倒的多数は若い女性である。また、病気から回復した患者でもめったに完全な回復をみない。

厳密にいえば、アノレクシアという言葉は食欲の欠如のことを指すが、一般的には精神疾患の拒食症、正式には神経性無食欲症《アノレクシア・ネルヴォオサ》のことを指す。そこで、ここでは端的に拒食症と呼ぶことにする。もうひとつ用語の問題をいえば、神経性無食欲症は文字通り食欲の神経症的喪失を意味するが、研究によれば、これは患者の多くに当てはまらない。実際、患者はとても飢えている（ホルモンレベルからわかる）が、ひもじい思いをしても、自分の歪んだイメージを良くしたいと思っているのである。

食べずにいることは難しい。身体は食べ物が必要だという信号を繰り返し脳に送る。この空腹に打ち勝つために、拒食症患者は必死にがんばる。かつては患者一人ひとりの孤独な戦いであったが、いまでは、多くのウェブサイトがあり、食べずにいることを手助けしてくれる。こうしたサイトの存在は僕たちに食べずにいることの困難さを教えてくれる。たとえば、ある拒食症に特化したサイトでは、一日一食にするメリットを説き、あるユーザがこう書いている。「一日の終わりにほんの少し食べるようにして、眠れるようにしています。お腹が空いていると眠れなくて苦しいから」[1]。

1 拒食症応援サイト「プロアナ」

「ライフスタイルであり、病気ではない」

ネットが誕生する以前は、拒食症患者が同じような考えの個人に出会う可能性はほとんどなかった。例外は、おそらく、摂食障害患者を扱うクリニックだろう。有病率一～四パーセントでは、同じ病気をもつ人に出会い、情報を共有するのはまれなことだったろう。しかし、インターネットが事態をすっかり変えてしまった。謙虚に見積もっても、摂食異常の推進に特化したサイトが少なくとも六〇〇はある。[2] 人気のウェブサイト（たとえば、フリッカーのような写真共有サイト）の多くが、拒食症を応援するコンテンツを含んでいる。こうしたウェブサイトが「拒食症賛成派《プロアノレクシア》」、通称「プロアナ」や「アナ」として知られるコミュニティに対応している。

これらのサイトでは、拒食症は病気ではない。実際、あるサイトのモットーは「拒食症はライフスタイルであり、病気ではない」[3]である。他のサイトはもう少し微妙なスタンスをとっていて、たとえば、「拒食症を治したい人の回復をサポートする」[4]と主張している。しかし、よく見るとすぐにわかるのだが、サイトの運営者や参加者は摂食異常に無関心か、むしろそれを推奨している。彼女ら自身も摂食異常の経験がある人々なのである。

「プロアナ」は何をしているのか？

拒食症患者向けのウェブサイトは各種サポートを提供している。体重減少を励ますよう意図された写真集を提供するサイトや、食べずにいるのに役立つ情報や社会的サポートを提供するサイトもある。

前者の痩せることを励ますサイトは、「シンスピレーション」として一般に知られており、拒食症と知られる、あるいは、その疑いのある有名人の写真を掲載している。その多くは骸骨のような身体的特徴を強調している。また、拒食症患者の写真も載せており、患者は現在の容貌を示して体重減少を自慢している。当然のことながら、写真の大半は腹、鎖骨、太腿に焦点をあてている。

後者のカテゴリーは、ダイエット情報と家族とのやりとりに関する情報を提供する。食べずにいるのは難しいので、拒食症患者は様々なダイエットを編み出してきた。いわゆる二四六八ダイエットでは、初日に二〇〇カロリー、二日目に四〇〇カロリー、三日目に六〇〇カロリー、四日目に八〇〇カロリー消費し、五日目には断食することを勧め、これを繰り返すように言う。比較として、女性は一日に二〇〇〇カロリー摂取するよう推奨されていることを挙げよう。(5) なお、アウシュビッツの四人たちには一日に一三〇〇〜一七〇〇カロリーが与えられていた。激しい肉体労働をする囚人には、与えられた一七〇〇カロリーですら、ひどく不十分なものだった[6]。

摂食障害の未成年の子をもつ両親は何かおかしいと気づくと、ちゃんと食べるように言って病んだ子どもを助けようとする。したがって、拒食症患者向けのウェブサイトの多くが、どうやって何でもないと両親に思わせるのかを助言している。アドバイスのなかには平凡なものもあるが（「寝坊をして、朝食をとる時間がないようにしなさい」、「もう食べたと言いなさい」など[7]）、もっと手の込んだものもある。あるアドバイスは五つの戦略を提案している。①質問をして両親が食べ物に注意を向けないようにする。②おしゃべりをする。③ナプキンにもどす。④食べ残しを皿の一方にまとめて少なく見えるようにする。⑤食べ物を他の人に分けてあげる[8]。

しかし、もっとも重要なことは、おそらく、拒食症応援ウェブサイトがサポートを見つけるのを手伝ってくれることである。サポートのなかにはフォーラムのかたちをとり、同じような考えの人たちに、両親や兄弟姉妹や友だちに対する不満をぶちまけるものもある。他のサイトは摂食障害者に「プロアナ仲間」を見つけるのを手助けする。そうした仲間は摂食障害行動を維持するのを手伝ってくれる。典型的なリクエストはこんな感じだ。「私は真剣なプロアナ仲間を探しています。食べたくなるといつでも電話やメールのできる人。

本当に太りすぎで、いますぐ体重を減らさなければなりません。プロアナコミュニティが大好きで、仲間が欲しい。しばらく拒食症を患ったことがある人で、真剣に取り組んでいる仲間が欲しいんです」[9]。

これらのウェブサイトはかなり効果的にその意図を実行している。その実害の例はメディアでさかんに報道されている。たとえば、一〇代のアイリッシュ系女性のグレイン・ビンスは、「シンスピレーション」サイトに骸骨のような写真を投稿し、オンライン上の「友だち」が残したコメントをチェックするのにはまっていた[10]。複数の研究によれば、若い女性は拒食症を応援するサイトのことをよく知っている。ベルギーの一〇代の若い女性の少なくとも一二パーセントが拒食症を応援するコンテンツを見たと報告している。おそらくより心配すべきなのは、拒食症を応援するコンテンツを見ることが拒食症の悪化と相関していることを示す研究があることだ。

2 拒食症とメディアの関係は実証できるのか？

セレブモデルは拒食症の原因か？

拒食症になるには困難がともなうことから、病気の誘因を考える必要がある。拒食症は通常思春期にはじまり、男子よりは女子に頻発する。憂慮すべきことに、過去数年の間に拒食症の発症年齢層が低下している。一三〜一七歳から、九〜一二歳に低下した。拒食症の発症とそれにともなって現れる多くの要因があることがわかっている。自己抑制の必要性、完璧主義への性向、心配事、抑うつ、これらすべてが拒食症発症のリスク要因なのである。

環境要因も有害であると示唆する人がいる。まず、疑われるのはファッション業界である。「一五〜二〇年前は、［ヨーロッパの洋服サイズで］三八を着るモデルを撮ったが、いまでは、二四だ」と、イスラエルのファッション写真家のアディ・バルカンは語る。「これは痩せていると痩せすぎの違いであり、生死を分かつ違いだ(11)」。痩せたモデル原因説は、ファッションモデルが若い女性のロールモデルであるという論理を展開する。若い女性たちはモデルを社会が理想とする美だとみなしている。モデルたちは広範に記事になり、メディアに登場して、拒食症や他の摂食障害を後押ししているというのである。

しかし、この仮説を現実世界で測定することは難しい。実際にテストするには、人口の大集団を抽出し、そのうち何割かに痩せすぎのモデルを示し、別の集団には普通の体重のモデルを見せ、数週間ないし数カ月後に最初のグループのメンバーのほうが拒食症を発症するかどうかを確認しなければならないだろう。もちろん、このような実験を実施するのは現実的ではない。映画の『トゥルーマン・ショー』で描かれたような制御された世界や、十分な割合の人間がグーグルグラス（これは装着者が見ているものすべてを継続的に撮影する）を装着している世界でなら可能かもしれないが。

他方、仮想世界ではそのような測定はさほど困難ではない。[12] ユーザが有名人やモデルを検索すると、検索エンジン会社は検索されたクエリ（たとえば、「アンジェリーナ・ジョリー」）を記録し、検索エンジンがどんな画像やリンクを表示したか、ユーザがどのリンクをクリックしたかも保存する。これによって、数カ月間にわたって拒食症が疑われる有名人を見続けた結果を測定することが可能となる。

だが、有名人の検索が、有名人というステータスのためなのか、それとも拒食症だからか、あるいは拒食症だと広く考えられているためなのか、この違いはどうしたらわかるだろうか。これを明らかにするため、検索スコアを工夫した。「拒食症認知度スコア」である。難しそうな名前だが、有名人の名前が検索されるとき、「拒食症」という言葉がその名前と関連して現れる確率を示す。単純な測定法だが、かなり効果的だ。「拒食症認知度スコア」がもっとも高い有名人の三二パーセントが公式に拒食症患者であることを認め、さらに四九パーセントは拒食症との噂がある。

拒食症の有名人を見続けることと拒食症の発症の関連性を測定するには、あとひとつだけ問題がある。検索エンジンを使って拒食症の有名人の名前を調べたユーザのうち、だれが実際に拒食症に罹っているかを判断するにはどうすればよいのか。

もっとも確実な方法は直接各人に連絡をとって質問することだ。もちろん規模（この調査では約九〇〇万人の検索行動を観察した）とプライバシーへの懸念から、それは実行不可能だった。代わりに、拒食症を応援するウェブサイトを頻繁に訪問するユーザの典型的なクエリを探したところ、クエリは三つの大きなカテゴリーに分かれることがわかった。①拒食症患者へのアドバイス（「拒食症へのヒント」など）、②DIYタイプのクエリ（「どうしたら拒食症になれるのか?」）、③拒食症を応援する「仲間」（すなわち、患者が自分の状態を維持し、より体重を減らすのを手伝ってくれる人間）を見つけるためのクエリ、この三つである。このような投稿をするからといって、拒食症と医学的に診断されているとはかぎらないが、かなりの度合いでその徴候があるといえるだろう。

以上の知を動員し、五カ月間にわたって人口九〇〇万人が主要検索エンジンすべてに投稿したクエリを調査した。対象に選んだのは、「拒食症認知度スコア」が高い有名人を少なくとも一回検索した人たちである。この九〇〇〇万人のうち、二〇六〇名が拒食症患者に典型的であると分類したクエリをしていた。

拒食症クエリを繰り返す人はだれか？

医学や保険の領域ではしばしば、状況からして、あと何日、何カ月、何年、生きる確率が高いかを問う。十分に大きな母集団のデータが収集できるならば、この問いに答えるグラフを作成することが可能だ。たとえば、乳がんと診断された女性の大きな母集団があるとする。十分に長い期間待てば、ある女性が最初の診断から一カ月、一年、あるいは一〇年生きる可能性を示すグラフを作成できる。方法は単純だ。患者集団のうちこれらの期間に生存した女性の人数を数えるのである。このグラフは「生存曲線」と呼ばれる。

医療者が関心をもつより具体的な質問は、多くの場合、生存曲線から得られるものとは少し異なる。代わりにこんな質問をする。患者がこれまで生存してきたことを考慮して、その患者が翌日、翌週、翌月に死亡ないしは再発する確率はどのくらいか。この確率は、専門的に、次の時期に再発する確率とこれまでの同じ確率の比として算出され、「ハザード関数」として知られる。ハザード関数はそれ自体、興味深い。再発性疾患や繰り返される通院を推定することもできる。しかし、もっと魅力的な使い方がある。

一九七二年に、D・R・コックスがハザード関数に対する各種変数の貢献度を推測する方法を示した。これによって、疫学者は、たとえば、乳がんと診断された女性の年齢がより高い、あるいはより低いハザード関数と関連しているか、と問うことができるようになった。より重要なのは、コックスの手法は一定期間にのみ観察されたデータの使用を可能にしたことである。コックスの論文が王立統計学会で発表された後、オックスフォード大学の研究者がその手法を「常識に新たな境地を拓いた」と絶賛したほどだ[13]。

僕たちの常識的測定は、有名人のコンテンツを見ることに関連する多くの要因が与えられたとき、典型的な拒食症クエリのひとつを質問する（したがって、おそらく拒食症に罹患している）ハザード関数の増加ないし減少を推定することである。たとえば、検索エンジンを頻繁に使うユーザに拒食症クエリをするハザード関数は高いか。返ってきた答えは、まったくない、だった。リスクの上昇も減少もない。同じことが、有名人一般に興味をもっている人たちについても言える。しかし、拒食症認知度スコアが高い有名人を検索することには重要なハザード関数がある。一人以上のそのような有名人を検索すると、ハザード関数は九倍に増加する。これはとても確実な発見だと思われた。一見すると、拒食症と認識される有名人を見ることは後に拒食症患者に特徴的なクエリをすることと相関している。しかしながら、これだけでは、一方が他方を帰納するとは証明できない。ユーザはすでに拒食症になりつつあり、このコンテンツを見るのは拒食症がやってくることを示す前兆でしかないかもしれない。

さらに悪いことに、マイクロソフトのリサーチャー、ダナ・ボイドと僕が拒食症ともっとも認識されている有名人はだれかと調べたところ、困った発見をしてしまった。その多くは拒食症患者かその疑いのある人たちだったが、治った人もいれば、もうずっと前に死亡している人もあった。ここから「大多数の人は言うまでもなく、いったいだれが、病気に罹った有名人に突然興味をもつようになったのか」という質問が出てくる。

メディア報道と検索の波は同期する

この二つの質問に対する答えはツイッターにあった。ツイッターは一四〇字以内のテキスト、写真などを投稿できる人気SNSサービスだが、ここ数年ほどの間に、マスメディアで起きていることをよく反映することがわかってきた。この理由のひとつは、マスメディアの大半がニュースをツイートするからだ。もうひとつは、一番目の理由から派生したものだが、メディア企業をフォローする人たちが面白いと思ったニュース項目をリツイートすることで拡散し、そのフォロワーも同じことを繰り返すことによって、関心の高いニュース項目のツイートの波がつくりだされるからだ。

ツイッターでの有名人への言及が検索エンジンによる検索とどのように相関するのかを調べてみた。まず、僕たちの発見によれば、大半の検索とツイッター上での有名人への言及は波のように見える傾向にある。ほぼ同時にピークを迎えるのだ。面白いことに、波の規模は非常によく相関している。ある有名人についてのツイートが増えれば増えるほど、検索がその後に続くのである。これが意味するのは、有名人一般について、そしてとりわけ拒食症と認知されている有名人についての検索をトリガーするのはメディアの注目なのである。有名人についての記事が載ったり、新たに話題になったりすると、それに関する情報がツイッター上で流される。同じ記事がお気に入りの検索エンジンに向かわせ、その有名人について検索を促す。ここからなぜ公の場から姿を消した有名人に興味をもつのかがわかる。ジャーナリストが記事で触れたので、彼らへの関心が公の場で再び高まったのかもしれない。

しかし話はここで終わらない。こうした洞察を測定に追加しようと考えたが、ある有名人がツイッター上で言及される二つの仕方を区別したかった。①理解ある、ないしは中立的な言及の仕方と、②有名人の苦境に言及する仕方である。したがって、僕たちが問うたのは、拒食症に関する最初の検索以前にツイッターにメディアの波が存在するハザード関数があるか、さらに、波のなかでメディアが記事に「拒食症」という言葉を使う場合、異なるハザード関数があるかどうかである。

最初、僕たちは調査結果に驚いたが、よく考えると完全に理に適っていた。発見とは、拒食症についての検索以前に波の存在という高いハザード関数があることだ。これは、メディアの波が実際、後の検索を促すことを示す。しかし、報道が病気としての拒食症に触れるとき、このハザード関数はほぼ完全に除去される。つまり、拒食症についての検索をはじめたかもしれない人たちが実際にはそうしないのである。

完全なストーリーはこういうことだ。ネット上の情報は拒食症になる手助けをしている。この情報の主要部分、とくにそれを意識することは、摂食障害と認識されている有名人に関する記事によって推進されている。このような有名人に対する肯定的または無関心な記事は拒食症の発症を引き起こすが、拒食症を病気として報道すると、そのような経過は出現しない。おそらくだれも病気になりたいとは思わないからだろう。たんに痩せたいだけなのである。

自殺報道との類似性

とうの昔から、同じような現象が自殺について取りざたされてきた。一七七四年にヨハン・ヴォルフガング・フォン・ゲーテが『若きウェルテルの悩み』を出版した。愛する女性に拒絶された青年が自殺するという小説である。この小説の刊行直後、ゲーテが描いた自殺方法とよく似た手段を用いて自殺した青年たちのことが報告されている。これは「ウェルテル効果」として知られるようになり、いまでは、自殺の記事が「模倣」自殺につながるという現象を表現するのに使われている。コロンビア大学児童精神医学教授のデイヴィッド・シェイファーによれば、「精神的に不安定な一〇代の若者が自殺者について耳にすると、後追い自殺の可能性が高まる」(14)。ウェルテル効果により、アメリカ疾病予防管理センター(CDC)は以下を推奨するようになった。新聞はヘッドラインで自殺を報道しないこと、記事では、「自殺した」ではなく「自殺により死亡」という表現を用いることである。これは結果を強調し、自殺を後押しするようなヒントを最小限にとどめるためである。

僕たちは、拒食症についても似たようなプロセスが作用している、と考えている。有名人がとても痩せていて美しいと好意的に言及されると、危険にさらされている人々は拒食症を発症するかもしれない。拒食症が社会的に認知されている、あるいは好ましいものだと思うからである。記事が拒食症を否定的に書くと、拒食症の有名人に倣おうとする人はほとんどいない。

イスラエルでは、メディアが痩せすぎのモデルの画像を表示することは法律によって禁じられている。僕たちの調査結果と照らし合わせれば、この法律は事実に根ざしているといえるだろう。だが、インターネット上では、たやすくイスラエルの法律が適用されないコンテンツを見つけることができる。アメリカのあるサイトでは、拒食症コンテンツを禁止しようと試みたが[15]、実行するのは困難だった。拒食症は自殺と同様の扱いをされるべきであり、拒食症の有名人のニュース記事は、きちんと彼らが拒食症という病気に罹っていることを報道すべきである。

3　善意による有害な介入

元拒食症患者の存在

これまで拒食症へのひとつの経路を見てきた。他方、拒食症から回復するのに役立つ経路はないものかとも考えてきた。しかし、こうした経路のひとつが善意による有害な効果について教えてくれた。ここではその話をしよう。

フリッカーはヤフーが運営する写真共有サイトだ。二〇〇四年に運用を開始して以来、二〇一一年までに、数千万人から六〇億以上の写真が集まった。その多くは家族が撮った旅行写真、日常の出来事、自分の写真を売りたいプロのカメラマンの写真だが、過去数年、サイト内で特定のテーマに興味をもつコミュニティが増加している。

二〇一二年の初頭に気づいたのだが、拒食症を応援する写真をフリッカーで共有するユーザが数百名もサイトにいた。それには、よくあるように、極端に痩せている有名人の写真と体重を減らすのに成功したことを自慢するユーザ自身の写真が含まれていた。

しかし、拒食症賛成派のユーザに加えて、僕たちはまた拒食症の否定的な局面を強調する一握りのユーザグループもまざっていることに気づいた。[16] その多くは自身も拒食症に罹ったことがある人だった。病気を説明し、どうして病気になったかを書いたのち、ユーザの一人はこう記している。「自分の身体を傷つけてしまった私はもう終わっている。でもいまからでも自分のすべてを隅々まで愛そうと思う。自分をしばっていたあらゆることを乗り越えて、すべての女の子たちを同じようにして助けてあげたい」[17]。病気が与えるダメージにショックを受け、行動しようと決断した人もいる。多くは拒食症が引き起こした身体的なダメージを示す写真と精神的な効果を説明するメッセージを投稿していた。

フリッカーがとりわけ興味深いのは、他のフリッカーユーザとの社会的な関係を異なる仕方で表現するからである。僕たちはそのうち四つを特定した。

・ユーザはだれの写真にもコメントできる。コメントを受けとった人は気に入らなければ削除できる。したがって、コメントが残されているということは（それなりに）気に入っていることを示す。

・フリッカーユーザをコンタクト〔フリッカー上の友人のこと〕としてマークできるが、ユーザはそれを削除できる。コンタクトリストは同様に増やしたり減らしたりできるので、つながりがあるということはユーザがそれを好ましく思っているか、少なくともその人をひどく嫌っているわけではないことを示唆する。

・ユーザは投稿された写真をお気に入りに登録できる。上記の二つの場合とは異なり、お気に入りとして登録された写真の投稿者は登録を削除できない。

・ユーザはフリッカーに写真をアップロードするとき、タグをつけるよう奨励される。検索エンジンは人間のように画像を理解しない。ユーザが画像を検索するとき、写真についているメッセージに頼って件の写真を見つけるのである。たとえば、ユーザが「冬」と写真にタグをつけると、別のユーザが「冬」で検索した場合、その写真が検索結果として現れる可能性が高くなる。二人のユーザが写真に同じタグをつけた場合、それらが関連していると判断することができ、同じような興味を共有していることを意味する。

こうした特徴によって、一七二名を回復派グループ、三一九名を拒食症派グループとして特定することができた。回復派のユーザのおよそ五分の一が写真に添えたメッセージで、拒食症や他の摂食障害から回復した、または回復過程にあると述べている。

先ほど触れたように、タグは個人やグループを類型化するのに適した方法である。拒食症派にもっとも共通するタグと回復派でもっとも頻度の低いタグはすべて拒食症に関係している。それには身体の部位（「脚」「身体」）、体重減少（「シンスピレーション」「痩せっぽち」「痩せている」）を描写したタグや女性の肯定的なイメージ（「人形」「長い」「モデル」）を表すタグが含まれている。対照的に、回復派でもっとも一般的なタグと拒食症派でもっとも人気のないタグは多岐に渡っていて、たとえば、「家庭」「しるし」「自画像」「ガラス」「日光」などが含まれる。したがって、回復派は幅広い内容の関心をもっているのに対し、拒食症派は病気によって分類されるのである。

ここからタグを観察するだけで、拒食症派のユーザを特定できると思われたが、実際にはできなかった。拒食症派ともっとも関係の深いと予測されるタグが、回復派の人々によっても広範に使用されていたからである。たとえば、「シンスピレーション」というタグは拒食症派のユーザの三七パーセントが使用していたが、予測とは異なり、回復派の七パーセントも使っていた。「拒食症賛成」というタグすら拒食症派の二パーセントによって使われ、同じパーセントの回復派がそのタグを画像につけていた。すべてのタグの組み合わせを分析すると、同様のパタンが明らかになる。回復派のユーザは、平均して、拒食症派の間で使われるよりも、ずっと多く拒食症派と同じタグを使うのである。さらに、同じようなタグを使う二人のユーザは拒食症について同じ態度を示していると判断したのだが、仲間のユーザのタグにもとづいてでは、ある個人の態度を予測できないことがすぐにわかった。

この時点では、フリッカーでは回復派と拒食症派のユーザを区別できないという結論に達するかもしれない。しかし、区別をするのに役立つ社会的なつながりが他にもあった。興味深いことに、コンタクトとコメントから容易にユーザの意見（拒食症派か回復派か）を、そのユーザにコメントする仲間の意見にもとづいて評価できる。すなわち、だれかの写真にコメントした全員のスタンスが与えられたなら、僕はかなり自信をもって拒食症への態度を予測できる。しかし、お気に入り登録という類似のプロセスを使っても、ユーザ間の区別には役立たない。

お気に入りやタグではだめなのに、コンタクトやコメントによってなら同じような意見の人々を（少なくとも拒食症という狭い関心分野にかぎった場合でも）指し示せるのはなぜか。答えはリンクを作成する人とリンクされる人の両方にあると思われる。コメントやコンタクトはそれをリクエストされた人が増やしたり減らしたりできることを思い出してほしい。そのユーザはコメントを削除できるのである。こういうわけで、回復派のユーザは拒食症派のユーザの写真をお気に入りにでき、拒食症派と同じタグを使用できるが、拒食症派のユーザにコメントしたり、コンタクトをリクエストしたりすると、拒食症派のユーザから拒絶されるのである。

回復派の介入は逆効果

なぜ回復派の個人と拒食症派の個人が同じタグを使用するのかという問いが残っている。その理由は、僕の考えでは、そもそもなぜ回復派のユーザが自分の写真を投稿するのかという問いにもどる。前に引用したコメントを思い出そう。回復派のユーザのコメントだ。「［自分の身体を愛し回復できるように］すべての女の子たちを同じようにして助けてあげたい」。回復派のユーザの多くが自分の写真を投稿する。拒食症派のユーザたちに見てもらい、自分の間違いに気づいて治るようにと願ってである。回復派のタグが拒食症派のユーザの目に止まる唯一の方法は、拒食症派のユーザが検索するタグに類似しているかどうかである。したがって、回復派は拒食症派のユーザになりすますことになり、典型的な拒食症派の検索（たとえば「シンスピレーション」）では、実際、回復派のユーザが撮った写真がたくさん見つかるのである。

回復派の写真の投稿は拒食症派のユーザを納得させるのか。医学的用語でいえば、有益な介入なのだろうか。残念ながら、僕たちのデータでは、非生産的という結果だった。拒食症派のユーザが、同じ関心をもつユーザからコメントを受けとったとしよう。拒食症とは関係のない写真の投稿は別にして、拒食症を肯定するコンテンツを投稿するのを止める可能性があるだろうか。調査によれば、コメントを受けとってから三カ月以内に六一パーセントが投稿を止めている。同じパーセントの回復派のユーザが拒食症派のユーザからコメントを受けとってから投稿を止めた。同じスタンスのユーザからコメントをもらった回復派の七一パーセントが投稿を止めている。しかし、回復派のユーザからコメントをもらった拒食症派で投稿を止めたのは、わずか四六パーセントにすぎなかった。

言いかえれば、回復派のユーザからコメントをもらった拒食症派のユーザは、かえって自分の活動によりこだわり、止める可能性が低い。より正確な数学的モデルがこれを実証している。行動パタンそれ自体は、回復派が拒食症派のユーザにするコメントからして、驚くべきものではない。典型的なコメントは、「あなたには助けが必要です。すぐに精神科へ電話して、助けてもらい、チーズバーガーを食べなさい！」[18]。回復派のユーザは、改宗者の熱意をもって、摂食障害のある人たちを更正させようとするのだ。

では、有効な介入とは何か。これまでの研究では、この問いに対する答えのほとんどが否定的なものだった。介入は試みられたが、ほとんど失敗に終わった。すでに触れたが、代わりの方法がいくらでもあるので、コンテンツを禁止してもうまくいかない。しかし、うまくいくかもしれないヒントがひとつある。数年前、オランダの研究者らがインターネットサービスプロバイダに警告ラベルを表示するように依頼した。タバコのパッケージにあるのと同じような警告である。ユーザが拒食症派のコンテンツにアクセスしようとすると警告が出るという仕組みだ[19]。この比較的巧妙な介入はうまく機能し、有害なコンテンツを見る人数の削減につながった。

拒食症はインターネットが悪化させる病気の一例である。しかし、ネットが病気を悪化させる以上は、ネットが回復のためのツールとしても使用されるべきである。何がうまくいかないかはわかった。そこで、今度は、新しい介入方法を見つけだし、テストしなければならない。そうしてこの悲惨な病気からの回復を助け、他の人々がこの病気に罹るのを防ぐ必要がある。

Crowdsourced Health

第4章

みんなの検索が公衆衛生の役に立つ!

科学的推理は、いずれの段階においても、思考の二つの局面の相互作用、つまり、一つは創造的な、もう一つは批判的な二つの声の対話である。言葉を変えれば、可能なものと現実のもの、提案と処理、推測と批判、真理であるかもしれないものと本当に真理であるものとの間の対話である。

P・B・メダワー「進歩への希望」

疫学的研究は公衆衛生の要である。各種疾病のリスク要因を意思決定者に知らせるからである。多くの場合、まず、疫学者は病気を引き起こすものに関して仮説を立て、仮説を実証するデータを入念に収集する。このプロセスは、かなりの程度、研究者の想像力によって限定される。タバコががんを誘発するとだれも考えなかったとしたら、このリンクを証明するのに必要なデータを収集しなかっただろう。仮説を立てたとしても、十分なデータの収集に何年もかかることがある。タバコの大量生産は一九世紀にはじまったが、喫煙の害に関する量的研究がはじめて出たのは一九二九年のことだ(1)。

本章は、検索エンジンの改良目的で収集されたデータを活用して公衆衛生を改善する方法について述べる。こうしたデータは、仮説にもとづく研究のみならず、新しい仮説を立てることにも有益だからである。具体的には、アルゴリズムによって検索データを探査することが有効な事例を取り上げる。薬の副作用の発見、病気のありうるリスク要因の特定、はたまた音楽フェスが病気の温床になるとき、いかにして衛生当局にすみやかに警告できるか、といった例を見ていく。

1　ネットデータを利用して薬の安全性をモニターする

サリドマイド薬害事件

一九五六年七月、ドイツの製薬会社グリューネンタールがサリドマイドの発売を開始した。サリドマイドは咳、風邪、頭痛に効き、軽い睡眠薬としても効果がある魔法の新薬だった。(2) 多くの利点のなかには、致死量がきわめて低いこと、妊娠中の女性のつわりを和らげることが挙げられた。大半のヨーロッパ諸国において店頭販売の認可を受けたサリドマイドはすぐに処方薬のアスピリンと同じくらいよく売れた。(3)

しかし一九六〇年には、長期間にわたってサリドマイドを服用した患者の神経損傷に関する報告があいついで寄せられた。さらに憂慮すべきことに、ドイツ人医師のレンツ博士とオーストリア人医師のマックブライド博士が、サリドマイドを服用した母親から生まれた子どもにひどい出生異常が生じることを報告した。赤ん坊は手足が短かったり欠損した状態、眼球や心臓の奇形をもって生まれ、多くは出生直後に死亡した。衛生当局は一九六二年初頭にサリドマイドの使用を禁止した。それまでに被害を被った子どもは一万人以上に上ると推計される(4)。

使用禁止後、運命の奇妙ないたずらで、サリドマイドは二つの重篤な病気の治療に役立つことがわかった。ハンセン病と多発性骨髄腫（血液がんの一種）である。しかし、これらの病気の患者に投与するときは厳しい管理下におかれている。これ以上、子どもに副作用が及ばないようにするためである。

アメリカでは、食品医薬品局（FDA）がサリドマイドの認可を却下した。さらに臨床試験を実施し、サリドマイドが子宮内の胎児に影響を与えないことを実証するよう要請したのである。製薬会社からの圧力にもかかわらず、これを却下した担当審査官であるフランシス・ケルシーは、ジョン・F・ケネディから「連邦文民に与えられる大統領勲章」を授与された。薬品認可における食品医薬品局の役割を強化する法案も通った。サリドマイドの薬害は、薬の販売認可が下りた後に、有害反応が発見された初の重大事例である。サリドマイドの禁止の結果、数カ国で医薬品の認可を実施する規制機関が設立された。

サリドマイド以降も、新たな、より厳格な試験方法を経て認可された薬にいくつか重篤な副作用があることがわかった。セリバスタチンはバイエル薬品がリポバイ〔高脂血症治療薬〕として販売した薬だが、筋肉が分解してしまう状態になる横紋筋融解症によって死を招くことが判明し認可が取り下げられた。抗糖尿病薬のトログリタゾンは広範な肝損傷を引き起こすためリコールされた。メルクはバイオックスの商品名で販売したロフェコキシブ〔選択的COX—2阻害薬〕を八〇〇〇万人以上が服用した後に回収した。長期間にわたって服用すると、心臓発作や脳卒中を誘発することがわかったからだ。

これらの薬がどうやって市場に出回ったか、そしてなぜ回収されたのかを理解するには、原点にもどり、欧米諸国で医薬品が使用認可される過程を考察するのがよいだろう。

欧米における薬品の認可過程

病気を治療する新薬を開発すると考えてみてほしい。ヒトの細胞と動物に厳密な試験を行った後で、その薬は第一相試験でテストされる。(5) 少人数の健常者に投与し、安全性を確かめる。薬が安全だとみなされたら、第二相試験に進む。数十名あるいは数百名の患者に投与する。第二相試験の目的は、新薬の有効性をテストすることである。薬が有効だとわかったら、第三相試験が実施される。薬はいまある最善の治療法と共に試験される。あるいは、比較しうる治療法が存在しない場合はプラセボ〔治療効果のない偽薬〕と共に実施する。実験には数千名の患者が参加する。新薬を投与されるグループといまある最善の治療法を受けるグループに分かれるが、通常、患者も医療者も、だれが何を投与されるのか、知らされない。試験の最後に、実験者は結果を収集し、新薬が有用性を示すかどうかを考察する。有効であると判断した場合、食品医薬品局に委員会の招集を依頼し、新薬の販売について判断してもらう。

このプロセスは厳密で、完成までに六～一〇年もかかる。このため新薬のコストの上昇を招き、製薬会社が新薬の開発に及び腰になっていると非難されている。しかし、以上の説明から明らかかもしれないが、このプロセスでは、医薬品使用の重要局面のいくつかについて試験ができない。

①ある種の薬は何十年にもわたって内服される。何十年もかかって現れる副作用は臨床試験では発見されない。試験はせいぜい数年しか継続しないからだ。

②臨床試験の多くは特定の治療法に焦点をあて、すでに他の治療を受けている患者を除外する。つまり、複数の薬の相互作用は調査されない。そして相互作用があったとしても、第三相試験で発見される可能性はほとんどない。まれな現象はまた別の部類の副作用であり、臨床試験で発見するのは困難である。一〇〇万人のうち一人が薬で死亡したとして、中規模の試験であっても、数千人ほどがかかわっているだけなのだから、死亡例を発見することはありえない。単純に試験期間中にまれな現象は発生しないからである。

③多くの証拠から、試験が各人種別に実施されていないことがわかっている。代わりに、

西欧の大学から学生を募ったり、インドのように安く患者を募ることができる国々の人が使われている。薬が特定のグループの人に危険である場合、その危険性は当該グループのメンバーのだれかが薬を飲みはじめてようやく表面化する。通常は、市場に出回ってからずっと後のことだ。たとえば、アフリカ系アメリカ人は、他の民族グループのメンバーよりも、ワルファリン（血餅の予防に使用される薬）をより多く服用する必要がある[6]。したがって、試験にアフリカ系アメリカ人が参加していなかったとしたら、医師はアフリカ系アメリカ人にワルファリンを不適切に少ない服用量を与えたかもしれない。

　では、どのようにして、製薬会社や政府は薬の有害な、あるいは致死的な副作用を発見するのか。答えは第四相試験である。これは複数の臨床試験と一般からの報告からなる。薬の販売が認可され、実際には、臨床利用されてから何年も経ってから報告される。食品医薬品局などは、いわゆるＦＤＡ有害事象報告システム[7]（ＦＡＥＲＳ）を運営し、国民や医療者が薬の副作用について報告できるようにしている。また、ワクチン副反応システム（ＶＡＥＲＳ）という同じようなシステムが、ワクチンの有害反応に関する報告に利用されている。とはいえ、わずか数百万件しかＦＡＥＲＳに報告されていないことから、システムを知っている人があまり多くないというのが実態である。

　数社がクラウドの知識を使って有害反応の発見度を改善しようとしている。ehealthme

（イーヘルスミー）はその一例である。最初にサイトに登録すると、個人情報を入力し、どんな薬を飲み、どのような副作用を経験したかを申告するよう求められる。そうして、医薬品、副作用、影響を受けるかもしれない人々を関連づけるデータベースに貢献することになる。これらの医薬品を内服する人が被る恩恵は即時的だ。これから内服しようとする薬に対し、（本書の執筆時で）一〇〇〇万人以上による副作用報告を読むことができる。これは研究にとってもとてつもない価値がある。実際の患者の体験を示すからだ。

異なるアプローチをとるのはTreato（トリート）というサイトだ。人々に体験を共有してもらうのではなく、Treatoはディスカッションフォーラムを活用し、「Xという薬を飲んだら頭痛がした。こんな経験をした人は他にもいますか？」といった報告から患者の体験を抽出する。患者が被る恩恵はどんな副作用を経験するのかを判断できることにある。

しかし、FAERS、VAERS、ehealthme、Treato、いずれも、薬と副作用を関連づけてくれる患者や介護者に依存している。副作用の発現までに長期間かかるとしたらどうだろう。このような場合、患者に依存するのは危険だと僕たちは考えた。このため、代替アプローチを探した。検索ログにもとづくアプローチである。

検索ログで副作用を追跡する

すでに述べたように、検索エンジンで薬を検索する人数と、アメリカにおけるその薬の処方箋の発行数には高い相関がある。つまり、薬を処方された人の多くがオンラインで検索するのである（仮に検索の一部は家族や医療介護者によるものだとしても、ここでは、検索の大部分は患者本人によるものだと仮定する）。

この洞察からイヴジェーニィ・ギャブリロヴィクと僕が考えたのは、医薬品の検索をした人の検索履歴を調べ、こうした人たちが後に副作用を検索したのかを調査することだった。十分な数の人が検索したのであれば、副作用の存在を示すだろう。[8] これがアイデアだったが、諺にあるように、悪魔は細部に宿っていた。

何よりもまず、言語の問題があった。薬には、たとえば商品名と科学名ないし一般名の二、三しかないが、患者は自分の病いを様々な方法で記述する。頭痛といっても、偏頭痛、ズキズキ痛む、頭がガンガンする、あるいは医学名のセファラルジアといった用語を使うかもしれない。薬の副作用の重篤さを適切に評価するには、どうにかして、このような異なる用語で患者が症状を説明することを考慮する必要がある。

第二に、症状によっては季節に限定されるものがある。ある人が薬を飲んだ前後の症状に言及する数を測定する場合、それが春ならば、どんな薬に対してもアレルギーのような症状を訴える人が多いことに気づくだろう。だが、アレルギー症状はその薬に言及しない人の間でも普通にあるだろう。このような症状は副作用から除外しなければならない。

最初の問題は患者が解決を助けてくれる。たとえば、複視《ダブルビジョン》〔モノが二重に見えること〕の原因に関する情報を探しているとしよう。お好みの検索エンジンに「複視 原因」と入力する。しかし探している結果は得られない。よく調べてみると、結果のいくつかは複視を医学名のディプロピアで表現していることがわかる。そこで「ディプロピア 原因」と検索を変更する。これに対して検索エンジンが表示する文書は検索結果をより多く含んでいる可能性が高い。多くの人がこの経過をたどるのであれば、つまり「複視」からはじめて「ディプロピア」にたどり着くのであれば、これらが同意語であると結論づけることができる。そしてこれこそ僕たちが実際に実施したことだ。ある医学的症状についてウィキペディアの説明にたどり着いたすべての検索を収集し、そこからさかのぼって、多くのユーザがそれ以前に同じような検索をしたかどうかを確認した。これによって、医学的症状と素人が使う同意語のリストをつくることができた。

医学用語を検索しているときに、ユーザがクリックするページも調査した。これらのページの著者が医学用語の代替説明を提供しているかどうかを確認するためだ。調査では、医学用語（「ディプロピア」など）を含むセンテンスと他の多くのページで繰り返される単語の両方をチェックした。おかげで素人が使う同意語のリストがより充実したものになった。この二つの方法によって構築したリストを三人の医療専門家が精査したところ、同意語の八八パーセントが実際に対応する医学用語を記述していることが確認された。

ユーザが自分の症状を説明するすばらしい言い回しの多くを含むリストを用意ができた次に、各症状の検索人数をカウントし、検索者を二通りのやり方で分けた。まず、対象者を分析対象の薬の検索者に分割した。それから、対象薬品を検索した後で症状を検索した患者の人数と、薬品を検索する前に症状を検索した患者の人数を調べた。薬を検索しなかったユーザについては、データ収集期間の真ん中をとり、その日の前後に有害反応について検索した人の数をカウントした。以下の確率に対して各症状にスコアをつけた。すなわち、薬の検索後に現れる症状が有意な増加を示す確率を、薬の検索以前に行われる症状の検索数に対して比較した。また、季節的効果を補完するために、対象薬品に触れていない母集団の増加に対するその増加数も比較した。

この手続きでは、各薬品と各症状にスコアをつける。スコアが偽の、乱数とならないようにするために、スコアと他の手法によって収集されたデータを比較した。比較対象のデータソースには、FAERSレポートも含まれる。その結果、アメリカでヒットしている薬品の大半に対して、検索データを利用して算出したスコアとFAERSの症状・薬品レポートの件数はかなり高い相関を示し、まぐれ当たりではない可能性が高かった。しかし予想外の障害があった。FAERSに頻繁に出現する症状のあるものはめったに検索されず、その反対も同様であった。すなわち、検索データで高いスコアがついた症状のあるものは、ほとんど報告されず、また多くの報告がなされた症状は検索データでは低いスコアがついたのである。

この食い違いを理解しようと、二、三の点を確認した。まず、どのような薬を調べるのであれ、FAERSか検索データのどちらかで外れ値である症状は、一方でつねに外れ値であるが、他方では決して外れ値ではない。次に、FAERSの外れ値症状はより重篤な症状であり、下痢、吐き気、胸痛、めまいなどを含む。検索データの外れ値症状はより軽度だ。たとえば、眠気、体重増加、一般的な虚弱感など。最後に、僕たちが気づいたのは、平均して、人は薬の検索をしてからずっと後になって、検索エンジンの外れ値を検索する傾向にあることだ。これはFAERS外れ値に比較してのことである。

以上の調査結果から僕たちはこう考えた。外れ値は二つのはっきりと異なる仕方で副作用が経験されることを示す。まず、ある薬を飲みはじめてすぐ胸痛や下痢を経験した人は、この副作用を薬と関連づけ、医師や場合によっては食品医薬品局に報告する可能性が高い。

これがとくに当てはまるのは、副作用が重篤である場合や救急にかかった場合などである。しかし、薬を飲みはじめてからずっと後で副作用が現れ、それが軽い場合、薬と関連づけることとすらしない。もっとも医者に文句は言うかもしれないが。副作用ではなく、新しい症状とみなすのかもしれない。

僕たちは、副作用に関する情報を引き出す新たな手法とともに、新しい部類の副作用を発見したのである。これまで見つからなかったのは、発現までに時間がかかり、症状が軽いからである。このような副作用は表面化しにくい。先に挙げたウェブサイトにすら出てこない。そうしたサイトでは、患者に薬と副作用を関連づけてもらうからだ。この欠点は、検索データの利用によって克服された。ユーザの検索期間を長期にわたって関連づけたからだ。

長期的な追跡のメリット

同じ手続きが適用可能な別の薬品にワクチンがある。安全性に対する新たな証拠からより恩恵を受けるかもしれない。予防接種は有史以来もっとも成功した公衆衛生運動のひとつである。ある推計によれば、アメリカだけをとってみても、一億以上もの伝染病の症例を未然に防いできた(9)。予防接種運動のはじまりとほぼ同時に、その規模に比例して、やかましい反予防接種運動が出現した。しばしばこの運動は両親の恐怖につけこみ、まれにある有害事象を拡大し、ワクチンの恩恵を隠蔽する。なにしろ、まったく健康な赤ん坊を熱やより重篤な状態の原因となる注射に連れていくのはどこか妙なところがある。最近の若い両親の大半はポリオで足を引きずる人に会ったことなどないのではないか。はしかで死んだ人のことも知らないだろう。人工肺や結核療養所のことも忘れてしまった。ともかく、予防接種についていえば、フリーライダーが割に合う。もし他のだれもが予防接種を受けるならば、一人くらい受けなくてもだいじょうぶだろう。なぜなら、伝染病が広まる可能性は低いからである。

　したがって、当然のことながら、反ワクチン情報を提供する人間はその試みにおいて成功してきた。好例は、虚偽が証明されたアンドリュー・ウェイクフィールド博士らの一九九八年の研究である。ＭＭＲワクチンと自閉症の間に関係があると示唆した研究である。最初に論文を掲載した「ランセット」誌からは撤回されたものの、その効果はいまでもかなり絶大である。インターネットを検索したらすぐにわかることだが、なぜその研究がいまでも有効であるかと説明するサイトが山と見つかる。現実世界においても、ＭＭＲワクチン接種率は、英国で九二パーセントに達していたのが、二〇〇二年までには、ある地域で六五パーセントにまで低下した。[10] この減少の効果はすぐさま現れた。一〇年以上もなかった、はしかが英国で大流行し、数名が死亡したのである。

医薬品の副作用を発見するシステムを開発した後、僕たちはシステムを予防接種に適用した。僕たちが発見したのは、親ならだれでも気づくような症状が大部分だった。短期的な症状は食品医薬品局に報告される可能性が高いが、なかには、発熱、下痢、吐き気がある。長期的な症状は、検索データでより顕著であり、体重減少と疲労感だった。このように、予防接種に対する僕たちのささやかな貢献は、ワクチンは長期的なリスクを示すという主張を支持するデータが存在しないということにある。これは他の多くの研究と一致している。各種データや研究方法を用いた実証研究によれば、ワクチンは重大なリスクではない。

薬の副作用を発見するにあたり、最初の重要な日付は患者がはじめて薬をもらった日である。僕たちの主な関心は、その日以降に発生する予期せぬまれな現象にある。しかし、おそらく時間をもっとさかのぼって、そもそもなぜある人が薬を飲もうと思ったのかを判断すべきだろう。つまり、何が病気の前兆だったのか。

ある人が医療を必要とする状態にあることを知るには、時間をさかのぼり、最近何か変わった出来事がその人に起きたかどうかを調べる。これらのうちあるものは病気以前の健康状態に関連する出来事であろう。たとえば、救急車に乗ることはふつう心臓発作と診断される前に起きるが、だからといって、救急車が心臓発作を起こすのではなく、救急車は心臓発作が疑われる患者を病院へ搬送するだけだ。病気の診断以前に生じるもっと興味深いことはリスク要因である。すなわち、病気の前に発生し、病気を誘発するプロセスの一環である。後者の例は喫煙である。喫煙は肺がんの原因である。リスク要因と病気に関連する事象を区別することは、入念な実験を必要とする。疫学者によるさらなる精査の候補となるような事象に注目してみよう。

2　過去から病気のリスク要因を発見する

三つの課題

近代疫学はおそらくジョン・スノーとともにはじまった。一八五四年、ロンドンでコレラが大流行し、およそ六〇〇名が死亡した。当時、「悪い空気」がコレラの原因だという説が主流だった。スノーはこの説に疑いをもち、コレラがもっとも蔓延した地域の人々に聞き取り調査を行い、コレラの伝染は水、とくにブロードストリートの井戸ポンプから汲み上げた水によるという結論を下した。スノーによれば、「次の点が観察された。水汲みをする井戸ポンプがブロードストリートの井戸ポンプから明らかに離れているあらゆる地点で、死亡者はかなり減少するか、まったくなくなるだろう」(11)。化学試験や顕微鏡からは何も有害な事象を発見できなかったが、地方自治体を説得してブロードストリートの井戸ポンプの取っ手を取り外し使えなくした。そうして新たな感染を防ぐことで病気を収束させたのである。後にスノーはコレラの症例を地図にプロットして、ブロードストリートから出る水が原因であるという有無を言わさぬ証拠を提出した。

今日では、各種疾病や病状のリスク要因は現実世界と仮想世界の両方で見出される。たとえば、オンラインの出会い系サイトに登録すると、性感染症に罹るリスクが増大するのだろうか。フェイスブックでアクティブだと、うつ病のリスクが高まるのか。明らかに、スノーの手法を用いて、数百人の人に聞き取り調査を実施し、質問が真かどうかを試すこともできるだろう。とはいえ、新しいリスク要因を思いつくたびに、数百人もの人間を見つけ、インタビューし、データを分析しなくてはならないだろう。その代わりに、想像しうるあらゆるリスク要因に対し大規模な母集団を探査するならば、可能なすべての組み合わせを一度にテストすることができるだろう。ここまででも明らかだと思うが、検索データを使えば、それが可能なのである。

しかし、残念ながら、それには三つの問題が絡んでいる。

①研究対象として興味深い症状をもつ検索エンジンユーザのグループをどうやって見つければよいのか？

②どうやってそのグループの検索クエリを広い意味で解釈すればよいのか？

たとえば、ユーザが「ウッドストック」を検索するとき、僕たちがテストしたいのは、特定のロックフェス、つまり一九六九年にニューヨーク州のキャッツキル地区付近で開催されたロックフェスに参加することが、対象とする病状のリスク要因かどうかだけでなく、ロックコンサート一般がリスク要因かどうか、あるいは、ニューヨークの当該地区にいるだけでもリスク要因になりうるのかどうか、ということだ。本当に必要なのは、なんらかの方法で、検索クエリを広義に解釈することである。

③クエリで言及されたリスク要因が特定の状態に対してより高いリスクにつながるかどうかを、どうやってテストしたらよいのか？

ラーニング・アルゴリズムでユーザグループを特定する

①の問題には、長いこと悩まされた。ここでの問題は、検索エンジンユーザに直接、特

定の症状があるかどうかを聞けないことだ。これは深刻なプライバシーの侵害にあたるし、そもそも回答が得られない可能性が高い。様々なアイデアを入念に検討した結果、ようやく気づいたのは、ユーザの検索クエリのなかには役に立つものもあるということだ。平均的な検索クエリは三語しかないが、非常に詳細にわたるクエリもある。実際、検索エンジンに悩みの種をそのまま書いたクエリで検索するユーザがいる。たとえば、こんなクエリだ。「私は妊娠していますが、ワイン一杯程度なら飲んでもいいですか?」こうしたクエリはまれだが、特定の条件をもつ少数のユーザを直接指定してくれる。これこそ僕が「高精度の」グループと呼ぶものである。つまり、全構成員が対象とする症状をもつ可能性が非常に高いグループである。もちろん、症状のある人全員を含むわけではない。症状のある何人かは、おそらく大半が、そうした症状があるとは認めないので、高精度グループには入らないだろう。しかし高精度グループは優れた出発点たりうる。ここから自動手法を構築し、他のユーザが出したクエリを調べ、対象症状の有無を判断するのである。

その前に、知る必要があるのは、どのような検索クエリが症状に関する最大の情報をもたらすかである。僕たちは医学的性質のクエリ(症状、病気、医薬品に関する質問)に対象を限定し、そのリストをラーニング・アルゴリズムに渡す。ラーニング・アルゴリズムとは、コンピュータプログラムの一種で、この場合、ある人が検索エンジンにした医学的クエリと本人が明らかにした病状の全リストをとり、そこに一定の規則を見出し、その人がどんな病気をもっているのかを確信をもって言い当てるのである。

少し遠回りをしてラーニング・アルゴリズムという学習するコンピュータプログラムについて説明をしておこう。ラーニング・アルゴリズムは驚異的な代物だ。近年、生成されるデジタルデータの増加にともなって人気を博している。いまでは、歩行者が道路に侵入したとドライバーに警告したり、伝票を読みとったり、自動運転車を導いたり、アマゾンで映画や本を勧めるまでになっている。

ラーニング・アルゴリズムの原点はしばしばイギリスの数学者アラン・チューリングの一九五〇年の論文に帰せられる。「計算する機械と知性[12]」と題する論文で、チューリングは、機械は思考しうるか、という問題について検討した。一見したところ単純な問題に見えるが、機械とは何か、思考とは何か、と考えはじめるとそうではないことがわかる。こうした概念を定義するのではなく、チューリングは質問を変えた。機械はいわゆる「模倣ゲーム」に勝てるかどうか、と問うたのだ。「模倣ゲーム」では、ひとつの部屋に機械を置き、人間のゲームプレイヤーを別の部屋に入れ、三番目の部屋に人間の審判をおいた。審判は機械と人間に質問をする。質問は端末への入力で行い、プレイヤーたちも端末をつうじて回答する。審判の目的は、コンピュータがどの部屋にいるのかを判定することなので、機械は最善をつくして審判を欺こうとする。機械にそれができれば、ゲームに勝ったことになる。本質的には、チューリングは本来の問い(「機械は思考しうるか?」)を「機械は人間と見分けがつかないように行動できるか?」という問いにすげ替えたのだ。このゲームは「チューリングテスト」として有名になった。

チューリングテストが考案されてしばらくして、コンピュータはすぐにテストに「合格する」と考える人々が現れた。一九六五年に、ハーバート・サイモンはこんな予言をした。「機械はきっと、二〇年以内に、人間が行うどんな仕事でもこなすようになるだろう」[13]。良くも悪くも、事態はそうならず、コンピュータはまだチューリングテストで人間に勝っていない。したがって、近年、マシンラーニングの分野では、より控えめなアプローチが採られている。ゴールはチューリングテストで人間を負かすことではなく、具体的な指示がなくても、経験から学習するコンピュータプログラムを構築することである。経験とは、この場合、コンピュータが稼働することで行う世界との相互作用の結果か、あるいは過去に収集されたデータのことをいう。たとえば、マシンラーニング・アルゴリズムは、ユーザがどのメールをスパムとするかを観察し、未来のメールをスパムとそうでないものに分類する判断を行う。別のアルゴリズムは、ユーザがメールをどのようにフォルダに分類するかを学習し、次にメールが来たとき自動的に分類するだろう。

マシンラーニング・アルゴリズムは与えられた例から一般化を行う。たとえば、アルゴリズムは特定のメールがスパムだと学習するのではなく、メールに「送金」という単語が含まれていればスパムであろうと学ぶのである。人間は少数のサンプルから一般化を行えるが、マシンラーニング・アルゴリズムは大量のデータがあるとうまく一般化を行える。推計によれば、送信されたメールの八八〜九〇パーセントがスパムである。[14]小規模のサンプルを読み、スパムかどうかを判断する規則をつくるには非常にお金と時間がかかる。しかし、マシンラーニング・アルゴリズムはそれを効果的に実行し、新しいタイプのスパムにも適応し、僕たちを大量のスパムから救ってくれるのである。

だが、アルゴリズムはどうやって学習するのだろう。パーセプトロンというもっとも基礎的なマシンラーニング・アルゴリズムがそれを直観的に教えてくれる。スパムの有無でメールを分類する例にもどろう。アルゴリズムの訓練はワンセットのメールからはじまる。各メールについて、人間の専門家がスパムかどうかをマークし、注釈をつける。次に、各メールを一組の番号で代表する。コンピュータはメッセージ内容を解釈するのが得意ではないからだ。一般的な方法は、ひとつのメール内の各単語の頻度をカウントすることだ。このように記述される各単語は「属性」と呼ばれる。英語には多くの異なる単語があるので、メールの完璧なセットを表現するには、数十万、いや数百万もの異なる単語を使用する必要がある。だが、各メールは可能な単語のうちほんのわずかな下位集合だけを含む。アルゴリズムのタスクはそうした単語のカウント数の組み合わせを発見することである。特定の基準を上回った場合、件のメールはスパムと判断する。反対に、下回った場合は、メールは有効である。簡単に単語数を組み合わせるには、各単語に加重をかけ、加重に単語数を掛けたものを加算する。アルゴリズムはたんに最善の加重を見つければよい。その方法は次のようなものだ。まずランダム加重を各単語に割り当て、メールをひとつずつ調べて加重を調整する。たとえば、最初のメールをとり、そのメッセージのスコアを（単語数に加重を乗算して）算出し、スコアが基準値を上回るかどうかチェックして、メッセージがスパムかどうかを予測する。それからもどって、予測値と人間の専門家による判断を比較する。予測が正しければ、加重の調整は不要である。間違っていた場合は、加重を調整し、次に似たようなメッセージがアルゴリズムに示されたとき、正しい判断を行うようにする。このプロセスを繰り返し行い、アルゴリズムに数百万のメールを見せ、あまり多くの間違いをしなくなるまで続ける。

本題の問いにもどろう。検索エンジンのユーザが医学用語を使うクエリを調査して、どんな病気あるいは状態にあるのかを判断するには、どうしたらよいのか。[15] 問題を単純化するために、ユーザがどんな病気ももちうるとは仮定しない。代わりに、アルゴリズムが予測するのは、ユーザがもっとも頻繁に質問する症状がそのユーザの病状であるかどうかである。HIV患者はAIDSだけでなくインフルエンザについても質問するかもしれないので、たんにもっとも頻繁に質問された症状の種類によって判断してもうまくいかない。各病状に関する質問回数をアルゴリズムに与えることによって、アルゴリズムはずっと多くの情報を操作することができ、より良い判断が可能になる。上記の例では、専門家がメールにスパムのラベルをつけたが、ここでは、ある病状にあると名乗り出たユーザたちを専門家として用いる。アルゴリズムの正確さを測定するために、アルゴリズムが正しくそのようなユーザをラベリングしたかを調べるという方法もあるが、同時に、アメリカ疾病予防管理センターが収集した情報を利用することも可能だ。それはセンターが重要だとみなし追跡した、各種がん、感染症など、特定の疾病に対し、アメリカで特定された症例数である。実際に実験を行ったところ、アルゴリズムが大多数の病気に対し高精度ユーザグループを指摘できることがわかった。

アルゴリズムのなかには意思決定プロセスの調査を可能にしてくれるものもある。たとえば、意思決定にあたり、どの言葉がもっとも高いスコアを得るのかがわかる。アルゴリズムはもっとも頻繁に質問された病状と二番目に頻繁に質問されたものとを比較し、この二者間の高い比率がそのユーザの状態に対する強い指標であることを発見した。

検索クエリを用いて、リスク要因を特定する

問題の最初の部分は解決したので、二番目に進もう。クエリを広義で解釈することである。すでに述べたように、僕たちは次のように仮定する。ある場所や活動を検索する人はその場所にいたり、活動に参加している可能性がある。しかし、活動をその様々な側面から解釈したい。新しい家へ引越すのはたんに新しい敷地を意味しない。新しい場所、家具、学校、仕事も意味する。ユーザが新しい家について質問するという事実を、コンピュータ・アルゴリズムがその諸側面のひとつずつについてテストできるような仕方で、表現したい。もし新たにアレルギーを発症したとしたら、家のなかにある何かのせいか、それとも買ったばかりの新しい家具のせいか。

ここでもまた僕たちは検索エンジンユーザに助けを求める。オンライン百科事典のウィキペディアに貢献する人々はその項目を書き、各項目に様々なカテゴリーの注釈をつける。これらのカテゴリーを利用し、クエリをウィキペディアの項目にマッピングした。本章のはじめで病状の同意語リストを構築したのと同じ方法である。つまり、「バーニングマン」を検索する人はそのフェスへ行く可能性がある。ブラック・ロック砂漠でのイベント、ネバダ州のイベント、ヌーディストイベント、公の場で裸になるイベント、カウンターカ

ルチャーのフェス等々、これらはウィキペディアがバーニングマンの記述に用いたカテゴリーのほんの一部だが、これに参加するだろう。バーニングマンがなんらかの病状に対するリスク要因を示す場合、ネバダ州の他のイベントにも同様のリスクがあるだろう。イベントをより広義の属性に関連づけて、アルゴリズムにこの共通性を把握してもらいたいのだ。

この段階で、ある症状に苦しむユーザを見つけた。対象の病状にある確率が高いユーザであり、クエリに大量の記述を残したユーザだ。そこで、これらのデータを利用して共通する属性を見つけようとした。発見したいのは、ユーザがある状態に陥る直前に、あるいは、それについて検索する直前に、何が起きたかである。つまり症状の前兆である。疫学では、主に二つのアプローチが採られる。最初のアプローチでは、ある症状にある人たちと病気ではない似た条件の人たちを比較する。たとえば、肺がん患者のグループを抜き出し、同じような年齢、収入、人種、教育などのグループと比較した場合、その多くが喫煙者であるという点で、前者と後者は異なることがわかるだろう。このような分析で難しいのは同じような条件の人々を見つけることである。インターネットではとくにそうだ。人口統計について僕たちがもちうる情報はどれも推定でしかないからだ。そこで代わりに、もうひとつのアプローチを採用した。各ユーザを他の時点におけるユーザ自身と比較するのである。このアプローチは有効である。比較的長期にわたってユーザを観察し、ある状態になるまでにかかる長い期間とその直前の期間を比較するからである。直観的に、ある症状が現れる直前に行動やライフスタイルに大きな変化があるならば、この変化が症状の原因であるだろう。一般に、このアプローチはワクチンの使用の安全性について判断するのに用いられる。

さて、データは何を示すのか。いくつかの症状を調査した結果、興味深い前兆、とりわけ病気の発現の直前に発生するものを特定できることがわかった。

システムが特定した前兆の多くは病気のリスク要因ではない（つまり、病気のリスクにさらされる、または病気が発現するようなことをユーザがするというわけではない）。そうではなく、症状が発生する前に、あるいはユーザがそのような症状があると認める前に、前兆が発生する。たとえば、中絶する前にアメリカ家族計画連盟を検索するというように。連盟は他のサービスに加えて中絶を提供する組織である。家族計画連盟が中絶の原因ではなく、中絶を決意した女性が連盟を調べるのである。同様に、アルゴリズムが妊娠していると同定した女性は、妊娠の徴候を検索していた。

他の事例では、可能なリスク要因に関する興味深いヒントをデータが示した。すなわち、検索対象が実際に病気の原因であったのである。アレルギーを発症する前に、ユーザがペットショップやある種のシリアルを検索することを発見したのである。ペットとシリアルはアレルゲンであると疑われており、アレルギーを扱う医学文献に出てくる。摂食障害があると特定したユーザは、とりわけ、画像やうつ病を検索している。前章の拒食症に関する記述を思い出してほしい。当然だと思われることだろう。

これらの例はすべて現実世界での活動を分析することによっても発見可能であったかもしれない。しかし次に見る二つの状態は現実世界では特定されない前兆を示している。ヘルペスは性感染症の一種だが、近年とみに流行している。データから、ヘルペス患者と特定したユーザが異性愛者向けオンライン出会い系サイトやポルノを検索する傾向にあることがわかった。おそらく同様に、アルゴリズムがＨＩＶ患者と特定したユーザは、オンラインポルノや同性愛者向けの出会い系サイトを検索する。これは突飛な考えではない。オンライン出会い系サイトで新しいパートナーに出会う人々は性感染症にかかるより大きなリスクにさらされている。しかし、これまでそれを証明する証拠がほとんどなかったのである。とはいえ、どのようにポルノがリスク要因の一因となるのかはまだわかっていない。おそらくポルノはたんなる前兆にすぎない。僕たちの調査結果を検証し、問題の現象が前兆なのか、それともリスク要因なのかを判断するには、専門家によるさらなる実験が必要である。

人間の努力をほぼ必要としないシステムを開発したいま、ありとあらゆる症状を日夜スキャンし続けるのは簡単だ。ただひとつ限界があるとすれば、ある症状にある十分な人数のユーザがクエリをしてくれなければならないということだ。とはいえ、そうしたシステムの恩恵は計り知れない。新しいリスク要因はほとんど即座に発見され、衛生当局に通報できる。いかにシステムが役に立つかを想像してみてほしい。特定の種類の食べ物や特定の場所を検索した人がインフルエンザなど特定の感染症を突然発症することが、そのシステムからすぐにわかるのである。

これまで医学的状態に関連する二つのタイプの研究について述べてきた。薬の副作用の場合、アルゴリズムが調べるのは薬を飲んだ時期とその未来である。リスク要因の場合は、病気と診断されたときからさかのぼって、どのような変化が病気の原因になったのかを発見した。いずれの場合も、月単位で計測する。このような長いタイムスケールはネットデータの利点のひとつである。しかし、ときには、病気の発生を迅速に発見し、衛生当局に通報できるアルゴリズムが必要とされる。

3　感染症を予知するシステムは可能か？

国境を越える感染症

多くの場合、感染症の新たな発生に関する情報は見つかるが、ただ後から見てそうだとわかるのである。問題は、どの日であれ、病気の発生として解釈しうる多くの兆しがあることだ。しかし、一〇人がニューヨーク規模の都市でインフルエンザの徴候について検索したという事実は発生の兆しだろうか。たぶん違うだろう。仮にそうだとしても、もう二、三日待ってから警告を発するだろう。他の病気はもっと注意深く監視する必要がある。より悪性であるか、危険であるからだ。

インターネットを利用して病気の発生をモニターするようになる以前にも、いくぶん似たような情報を使って発生の出現を判断した研究者がいる。ウェン・キーン・ウォンらは病院の救急医療室の入院報告をモニターした。「最近の事象の何がおかしいのか[16]」という論文で、ウォンらは統計的手法を用いて、長期にわたる入院報告を比較していつ警鐘を鳴らせばよいのかを判断した。問題は、病院が異常な症例リストを報告するころには、すでに手遅れであるかもしれないということだ。

好例は、重症急性呼吸器症候群（ＳＡＲＳ）の発生である。中国南部ではもう数カ月も流行していた。ついに、二〇〇三年三月、ある医師が中国大陸から香港へ旅行した。九龍半島のメトロポールホテルに泊まり、滞在中に、ホテルの他の客一六人に病気をうつした。感染した客の多くは海外へ旅行し、衛生当局はＳＡＲＳの症例をカナダ、シンガポール、台湾、ベトナムなどで見ることになった。流行が鎮圧されたころには、カナダで四三名、シンガポールで三三名、台湾で三七名、ベトナムで五名が死亡していた。

上記の四カ国でＳＡＲＳが発見されてから数日の間に、医学当局は理解に苦しんでいた。感染症には共通点があるのか。病気はこの四カ国を越えて他の多くの国に広まってしまったのか。疫学者らは各患者に尋問を行った。時間をさかのぼって、他の患者に会ったことがあるのか、そのうちの一人と同じ場所にいたのか、などを確認した。調査はメトロポールにたどり着いた。この問題について考えるにあたり、知りたかったのは、ネットデータを利用して即時警告システムを提供できないかどうかだった。世界中の人の動き、あるいは自国内での動きだけでもよいが、それも考慮するようなシステムを提供できないかと。

フェスをウォッチする

僕たちのアイデアをテストするため、[17] ロックフェスや宗教的な祭りなど、大勢の人が一か所に集うイベントを調査することにした。なかには本当に巨大なものがある。クンブ・メーラはヒンドゥー教の祭りで、三年に一度開催される。二〇一三年には一億人以上が参加した。[18] 二〇一二年、毎年行われるイスラム教徒の巡礼には三〇〇万もの人が参加した。これだけ多くの人が狭いところに、しかも衛生面、宿泊場所、食べ物の点で最適とはいえない条件下で集まるとき、たった一人でも感染症に罹った人が祭りに参加すれば、他の多くの人への感染を引き起こすことになる。

アイデアとは、以下の二つを同時にテストすることである。①大規模な集まりに参加する人の集団を特定すること。②その集団のメンバーがまれな病気にかかっていると記述したかどうかを見極めること。さらに、問題の個人のオンライン行動がフェスティバルに行く前からその徴候を示していたのか、それとも、参加した人だけがその病気の徴候を検索したのかを判断すること。

薬の副作用についての場合と同じように、ユーザによる症状のあらゆる表現方法を検索した。今回は、二種類のデータソースを活用した。フェスティバルに参加する人は世界に向けて発信すると仮定した。このためツイッターのデータを調査した。残念ながら、これまでの章を思い出していただければ、ツイッターのような特定可能な場では、匿名ではないユーザは医学的問題を語るのに神経質になることがわかるだろう。そこでツイッター情報を補完するため、僕たちは検索エンジンのクエリログも活用した。そこでは、症状が現れる可能性がより高いが、個人がフェスに参加したという事実が出てくる可能性は低い。僕たちが期待したのは、二つの情報源を同時に追跡することで、それぞれの弱点を補うことである。

使用データは、二〇一二年後半に開催された一〇のイベントに関するものだ。イスラム教徒の巡礼とイギリスで開催された九つの音楽フェスである。平均で、各イベントにおよそ一万四〇〇〇人が参加し、それをツイートした。検索ログのほうはいくぶん数が少ない。特定できたのは約五六〇〇人のユーザで、彼らは各イベントに参加した可能性が高い。すでに述べたように、ユーザはフェスに行ったことをツイートする傾向にあるが、検索エンジンでそれについて質問はあまりしない。さらに、特定のフェスに参加したかどうかを確認できるような質問は少ない。

これを踏まえて、フェス以前にユーザが言及した症状とそれ以後のものを比較した。さらに、ユーザが言及した症状と地理的に近いところにいる他のユーザが言及した症状を比較した。その結果、かなり興味深い情報が得られた。たとえば、大半のフェスの後で参加者が触れたのは、軽度だが非常に一般的な症状である疲労だ。ロックフェスに行ったことのある人なら、この調査結果に驚きはしないだろう。それがツイッターデータの分析から得られたというならなおさらだ。驚いたのは、あるフェスの後で咳が出るようになったという人が何人かいたことだ。咳はフェスの最中に発症した呼吸器疾患によるものだったかもしれない。別のフェスの後では、多くがうつ状態を訴えた。それが最高だったからなのか、それとも参加者が薬物を摂取したからなのか、これは推測するしかない。

これらの例はみなツイッターデータの分析から得られたものだ。大半はツイッターに書いてもだいじょうぶだとユーザが判断した情報だ。検索データでは、もっと微妙な症状に触れている。嘔吐、下痢、発熱、頭痛などが、いくつかのフェスからもどったばかりのユーザによって検索された。明らかに、ツイートと検索クエリは、そこでユーザが病気に触れるという点において、相補的な関係にある。ゆえに、両方とも有効なデータソースであることがわかった。病気の発生だけではなく、その発生源、この場合は、どのフェスかまでをピンポイントで指摘する。さらに、本データの継続的分析によって迅速に衛生当局に注意を促すこともできる。

大量のネットデータは前例のない機会をもたらす。薬の有害反応、病気の新たなリスク要因、感染症の発生をモニターして公衆衛生の改善に貢献する。ネットデータは医療機関が収集するデータほど正確ではないかもしれないが、その量と迅速さからいって有益である。医者にかかる前に情報をオンラインで検索するという事実は、医学的問題の迅速な発見を実践可能なものにする。

Crowdsourced Health

第5章

患者が本当に欲しい医療情報とは？

一九九五年、ジャン＝ドミニック・ボービーはファッション誌「エル」の編集長だった四三歳のとき脳卒中で倒れた。思考能力は失われなかったが、全身に麻痺が残り、わずかに動かせるのは顔の筋肉だけだった。アシスタントの助けを借りて、回想録『潜水服は蝶の夢を見る』を書いた。この本のなかで、脳卒中から数カ月後の状態をこう記している。「僕が、遠ざかっていく。ゆっくりと、でも確実に。海に乗り出す船乗りたちが、消えゆく岸辺を見ているように、僕は、自分の過去がかすんでいくのを感じている。以前の僕の生《いのち》は、今でも僕の中で燃えている。だがそれも少しずつ、思い出という灰になろうとしている」(1)。

長いこと病いを患っていると、病気になる前にどんな風に生きてきたかを忘れがちである。病気、可能な治療法、その他の情報について学ぶのは大仕事だ。患者だけでなく、友人たちや家族にとってもである。ある程度は、生活のなかで病人としての新たな人生を築く必要がある。この役割は望んだものでも招いたものでもないが、重要性を増し、馴れるにしたがってやがて減少する。それには多くの局面がある。いくつかは主治医と共有されるが、そうではないものもある。本章では、患者が病状と向き合う仕方を特徴づけ、それを利用して治療にあたる医師をサポートし、また患者が病気をより良く理解する手助けをする。

1 「悲しみの五段階」を定量化する

キューブラー＝ロス・モデルとその問題点

一九七三年の『死ぬ瞬間に対処する』[2]というオーディオブックで、エリザベス・キューブラー＝ロスが悪い知らせ――たとえば、重篤な病気に罹っている、学校で大切な試験に失敗する、愛する人の死亡など――を受けとるとき何が起こるのかを記述している。キューブラー＝ロスの示唆によれば、新たな現実に向き合うとき、人は五つの段階を経過する。その説明は「悲しみの五段階」モデルとして知られるようになった。知らせの①否認からはじまり、②怒り、③取引、④抑うつ、⑤受容と続く。否認の段階では、患者は「そんなはずはない。診断が間違っている」と言うかもしれない。それからそのような診断に怒りを覚え、現実と取引をはじめる。信心深い者なら、回復の代わりにより敬虔な生活を送ると取引するだろう（「神様が回復させてくださるなら、もっと教えを守ります」）。残酷な現実と向き合うための次の段階は抑うつである。そして最後に、病状の受容がある。

医療者の多くはキューブラー＝ロス・モデルについて尋ねられると、おおむね正しいと賛同する。もちろん、ステップのいくつかを経ない患者もいれば、ステップ間を行ったり来たりする患者もいる。しかし、一般的に、モデルは正しいとみなされている。とはいえ、医師たちはどうしてそうだとわかるのだろう。個人的な体験しかしていないのに。科学文献を検索すると、およそ八〇〇〇件の論文がキューブラー＝ロス・モデルに言及し、定量的データで実証したものも多少はある。本書をここまで読まれたなら、僕が生に対してより定量的なアプローチを好むのに気づかれたことだろう。しかし、悲しいことに、そうした文献はあまりないのである。

どうやってキューブラー＝ロス・モデルを定量的に検証したらよいのだろう。単純な方法では、実験者（大学院生あたり）をがん専門医の診察室の外に座らせ、診察室から出てくる人を待ってもらう。がんの告知を受けたばかりの人だ。学生は人生がひっくり返ったばかりの、患者となった一人ひとりに精神状態に関する質問に答えてもらう。さらに数時間おきに同じ質問表に記入してもらい、五つの段階を経るにつれて変化する精神状態を追跡調査する。

もっと簡単な心理学的研究ですら、参加者を集めるのが難しいという論文がある。ある研究では、(3)子どもががんと診断されたばかりの両親に実験に参加してもらおうとした。六つのセッションからなり、子どもの病気と向き合うのを助ける目的だった。報告によれば、多くの両親は参加に乗り気でないか、またはとても参加できる状態ではなかった。「途方に暮れていた」からである。心に大きな難問を抱えていて、心理学モデルの実証に貢献するどころではなかったのである。かりにそれが自分のためになるものであってもである。

イーシェイ・オフラン、ダン・ペレグ、そして僕はもっとよいデータがあると思いついた。(4)がんと診断されたばかりで、インターネットでがん情報を収集する人を特定することである。情報を検索する過程で読んだページやクエリを分類すれば、検索者が悲しみの五段階のどの段階にいるかを示すことになり、彼らが本当に五つの段階を経たのかがわかるだろう。

がんと診断された人、あるいは家族や友人がそのような診断を受けた人を特定することは簡単だった。僕たちが探したのは、突然、特定のがんに強い興味を示すようになった人たちである。たとえば、突如として、大腸がんの情報を検索しはじめ、何日も続ける人。そのようなグループを特定しデータを見ると、彼らの多くがおよそ六〇〇〇ウェブページを閲覧したことを発見した。次のステップは、心理学者たちに「①否認（または④抑うつ）段階の人はどんなものを読むのか」と尋ねることだった。わかったのは、これが難しい質問だということだ。あまりにも難しいので、彼らがいる段階を読む内容によって特定するという方法について、コンセンサスが得られなかったほどだ。

メカニカルタークを用いて分類する

研究計画を練り直す必要があった。問題は、本質的に、異なる段階（実際に、そうした段階があると仮定しての話だが）の患者がどのページを読むのかを判断することは不可能だという点にあった。しかし、たぶん、ページをより簡単に特定可能なカテゴリーに分類することはできるだろう。たとえば、がん治療、サポートネットワーク、診断などに関係しているかどうかによって分けるのである。

莫大なデータがあった。一人の人間が作業したら数週間もかかることが予想されたので、ツールを用いることにした。インターネット企業がよく利用するツールだが、めったに言及されることはない。検索エンジン会社やオンライン業者が実行するタスクの多くは完全に自動化されているが、人間が実行するのはたやすくても、コンピュータにはひどく困難なタスクもある。たとえば、オンラインショップのウェブページで商品の値段を見つけることはコンピュータにとっては至難の業だが、人間にとってはたやすい。ここで、コンピュータプログラムと人間の知能を組み合わせる、アマゾンの「メカニカルターク」（その他の類似サービス）の出番がある。メカニカルタークは市場であり、そこでは人間の労働を取引する。なお、その名は一七七〇年に構築されたチェスのマシンに由来する。人間相手に高度なプレイをするという謂れつきだったが、実際には人間がなかに入って駒を動かしていたことが後に明らかになった。

企業はメカニカルタークを利用して、たとえば、道路標識を示す大量の画像からテキストを抽出する。処理する画像あたり一セントないし一〇セントを作業者に支払う。タスクは数秒で終わるので対価は適切であり、世界中で、しかし圧倒的多数はアメリカとインドで、こうしたタスクが行われている。人間ですら間違いをおかすので、通常、同じタスクが数人に送られ、その後、もっとも共通する答えが使われる。これは安価で効果的な方法である。人間の集中的な努力を必要とするタスクの解消につながるからだ。[5]

メカニカルタークを使って、数日のうちに六〇〇〇ページを一一の一般的なカテゴリーに分けることができた。これらは素人が容易に判断できるカテゴリーであり、症状の記述、サポートグループのページ、がん治療法リストなどがある。それからこの一一のカテゴリーとキューブラー＝ロスの五つの段階のどれかをリンクさせる方法を決定する必要があった。まさにこのタスクをこなす数学的なツールがあることがわかった。

「隠れマルコフモデル」による検証

ロシア人数学者のアンドレイ・マルコフが一九世紀後半に行った仕事を端緒に、異なる状態ないし条件間を移動するシステムを理解しようと広範な研究が行われてきた。マルコフの仕事にヒントを得たモデルは「マルコフモデル」として知られ、次の状態が現在の状態にのみ依存するシステムを表す。たとえば、僕のいるエリアの天気がこのようなシステムだとする。状態は「雨」「晴れ」「雪」である。もし今日晴れならば、マルコフモデルは明日が雨、雪、または晴れる確率を指定することができる。しかし、明白に、明日の天気は昨日の天気に依存しない。

後に、基礎的なマルコフモデルは一九六〇年代後半にプリンストンの防衛分析研究所のレオナルド・バウムらによって改良された。システムの状態がわかっていると仮定する代わりに、バウムらは状態が不可視のシステムを調査した。その結果、観察可能な唯一の情報はシステムの状態についてのなんらかの指標である。前の段落で言及した天気の例では、隠れマルコフモデル（とバウムのシステムは呼ばれるようになった）は僕が窓をのぞいて天気を見ないときのみ生起する。代わりに、僕は来客の着ている服が濡れているかどうかを観察し、濡れていたなら、外で雨が降っている確率がある程度あるが、しかし、たとえば、快晴がずっと続いているので、スプリンクラーが動きだし、びしょ濡れになったのかもしれないという他の確率もある。より一般的には、一定の隠れ状態にあるとき、システムは対応する可視的なアウトプットを生成する。

隠れマルコフモデルはとても抽象的に見えるかもしれないが、多くの領域で、音声認識、生命情報科学、暗号解析など、多彩な用途に使われている。僕たちの事例では、キューブラー＝ロス・モデルのマッピング問題の解決策となってくれた。悲しみを感じている間に患者がいくつかの異なる精神的段階を経ると仮定しよう。さらに各段階で、異なる情報ニーズに遭遇すると仮定する。これらのニーズは患者が読むページから明らかだ。隠れマルコフモデルのように、隠れ状態は患者が移行する精神状態に対応する。視認できる状態は患者が読むページの主題であり、これはメカニカルタークが分類してくれた。患者が異なる隠れ状態にあるとき、視認できる状態のすべてが出現するかもしれないが、各状態が現れる確率は異なる。

隠れマルコフモデルを利用する欠点は、特定の隠れ状態をキューブラー＝ロスの悲しみの五段階と紐づけるのが難しいことだ。しかし、データが異なる移行モデルの使用を支持するのであれば、そのような紐づけはあまり重要ではないだろう。

二万八〇八人が六カ月間にヤフーエンジンに出した検索クエリを利用して、患者が読んだページに最善の隠れマルコフモデルをクエリ結果として適合させた。モデルを適合させるとは、モデルの隠れ状態の数を推測し、データの異なる下位集合を用いて、患者がある段階から別の段階へ移行する確率とその状態にいるとき所与のトピックのページを読む確率を見つけることをいう。モデルの質の評価には、残余データにおいて観察された行動をどれだけうまくモデルが記述できるかどうかをテストするという手法を用いた。

結果として、最善のモデルはちょうど五つの隠れ段階をもつモデルであることがわかった。これは、間接的であるとはいえ、四〇年前のキューブラー＝ロス・モデルのはじめての定量的な証拠である。より興味深いのはモデルの詳細である。隠れマルコフモデルが観察された検索行動を記述するのにじつに優れた手法であることがわかったので、僕たちは別々のモデルを構築した。がんの急性形態について質問した患者用モデルと慢性がんについて質問した患者用のモデルである。この二つのグループは生存率によって定義されている。

二つのモデルは非常に異なることがわかった。急性がん情報を検索した患者の行動を記述するモデルは、検索者が最初の三つの段階にあると見る傾向にある。こうした人たちの行動は、慢性がん情報の検索者（つまり、初期段階へもどる可能性が少ない人）よりも連続的であった。慢性がんの質問をする患者は最後の二つの段階をずっと好み、急性がん患者に較べて、長期にわたって同じ段階にとどまる傾向にあった。段階はまた患者が検索する情報において異なる。慢性がんの場合、ソーシャルサポートが重要なトピックである。これに対して、急性がんでは治療法が圧倒的に重要な役割をはたす。

がん患者と家族・友人の検索傾向

悲しみの五段階とは関係しないが、もうひとつ興味深い現象を調査した。ヤフーはインターネットでもっとも広範にわたるソーシャルネットワークを運営している。ユーザがメールや音声を使ってチャットできるネットワークである。このネットワークを検索データに重ね、がんと診断された患者の友人たちががん情報を検索するとき、どのような検索を行うのかを調べた。

友人間で興味深いことが起きる最初の兆しは、以下の観察からわかる。二人の友人がヤフーのネットワークで特定のタイプのがん情報を検索する場合、二人が同じタイプのがん情報を検索する可能性は偶然によって生じると思われる数値の二倍である。ここでも、検索しているがんの重篤性によって、母集団を二つのグループに分けた。侵襲性のがんの場合、ペアの二人ともおよそ一二日間検索し、二番目の人は最初の人が検索をはじめてから九日後にはじめた。非侵襲性のがんの場合、最初に検索をはじめた人は同様におよそ一二日間検索した。二番目は一五日後に検索を開始し、わずか五日間だけ検索した。

二人の友人のうち最初に検索を開始する人は、二番目の人よりも、がんの治療法とがんに関する一般情報に興味をもつ可能性が高い。二番目の友人はがんの原因に関連するページやソーシャルサポートによって助けることを目的としたページを探す可能性がより高い。

二人の友人のうち最初に検索を開始する人物は、患者自身かその近親者であると思われる。がんがあるとわかったか、がんの疑いが高いと告知されたとたんに、このような人々は検索をはじめる。友人や遠い親戚はもっと後で検索する。急性がんと診断された患者には情報を検索する時間があまりない。すぐに治療をはじめる必要があるからだ。代わりに友人たちが検索をする。これは二番目の検索者の検索期間が長いことから明らかである。比較的短期間の非急性がんの場合、患者はより時間をかけて情報を検索する余裕がある。比較的短期間の検索の後、友人たちは思ったほど病気が重篤ではないと判断するだろう。

悲しみの五段階モデルを実証するだけにとどまらず、なぜこれらの調査結果は興味深いのか。思うに、こうしたデータは重要でありながらオフラインの方法では得にくい、診断に続く危機的な時期への洞察を与えてくれる。短期間の間（データによれば圧倒的に二週間以下）、人は情報に飢えており、患者が段階を移行するにしたがい、情報ニーズも急激に変化する。医師や看護師はこのことを認識する必要がある。そして患者のニーズに合った方法で、つまり患者に関係のある側面を強調するような仕方で情報を提供すべきである。さらに患者のいる段階を理解することも重要である。それには、患者の手引きとなるような質問をする、心配事に（非医学的な心配事にも）耳を傾け患者が情報検索のどのフェーズにいるのかを察知し情報を適切に提供するなどの方法がある。

データによれば、がんと診断された直後の数日間に、本人または近親者が必要とする情報のタイプは急速に変化する。おそらく変化の理由はいくつかある。①患者や家族が悲しみの五段階を経るにしたがい、新たな状況との取り組み方が変化する。②自分の病気について知れば知るほど、病気の特定の様相や特別な治療法についてさらに理解を深めたいと思う。したがって、医師は患者にがんの診断を告げた後、必要とみなす情報をいっぺんに与えるよりも、数日後に何回か短い診察の機会を設け、病気や治療法の説明をしたほうがずっと効果があるだろう。より長期間の情報検索を研究したわけではないが、同様のパタンがその間に現れる可能性がある。治療は数カ月、数年にも及ぶ。このようなタイムスパンに、患者や家族が知りたいと思うこと、しかもどの程度詳細な情報を求めるのかも変化する可能性がある。医師は一次的な権威ある情報源であり、しばしば患者が情報に飢えていることにも気づいているのだから、患者の関心の変化にも注意を払うべきである。

インターネットの情報提供者も患者のニーズや関心にそって情報を整理すべきである。たとえば、医学的なウェブサイト上の特定のがんに特化したページは症状、原因、リスク要因からはじめるものが多いが、⑥すでにがんと診断された人にとって、こうした情報はほとんど役に立たない。がんだとすでに知っているからだ。ウェブサイトは病気の診断を受けた人の精神状態を考慮するような仕方で情報を提供する必要がある。データから理解しうるように、異なる精神状態にいる人は異なる情報を必要とする。さらに精神状態は診断から数日で急速に変化する。

ネットデータにもとづいた医学的調査は従来研究に対して、いくつか利点がある。①研究者は患者や家族のニーズを彼らの行動に介入せずに知ることができる。とりわけ、精神的負荷が非常に高いときに知ることのメリットは大きい。②患者は励まされるような情報を入手することができる。自分の状態についてすべてを知りたい患者もいれば、最低限の情報を好む患者もいる。この二つのカテゴリーの患者を区別し、各グループの患者にどのような情報を与えるべきかを知ることは難しい。試行錯誤は患者を苦しませることになるかもしれない。ここにネットデータにもとづくリサーチが現実世界で行われる類似の研究に対して優れている点がある。このようなリサーチは精神状態に関係する分野でも優れている。

2　検索クエリから躁うつ状態を察知する

双極性障害とリチウム

精神障害がユニークなのは、影響を受ける臓器ではなく、症状によって定義されることにある。心臓病はたんに心臓に障害をもたらすだけだが、うつ病がいかに脳に作用するか、あるいは脳がうつ病の原因であることが、近年になってようやくわかってきた。心理学者のゲイリー・グリーンバーグはこう述べた。「内科に行き、『喉が痛くて熱がある』と言うとする。医師は少なくとも咽頭培養をしなければ、『連鎖球菌性咽頭炎です』とは言えない……しかし精神科にかかると、症状を説明し、それだけがずっと続くのである[7]」。

だが、医学では、ある種の行動が精神疾患として定義されている。もっとも有名な精神疾患のひとつに双極性障害（旧名の躁うつ病としても知られる）がある。双極性障害の特徴は、気分が躁状態とうつ状態の間を行ったり来たりすることである。躁状態では、何かに駆り立てられるように感じ、エネルギーや活力にあふれる。残念ながら、双極性障害患者はすぐにうつ状態へ移行する。日常生活（あるいは生命自体）に興味を失い、自己嫌悪に陥る。ケイ・レッドフィールド・ジェイムソンは心理学者だが、子どものころから双極性障害に悩まされてきた。彼は病気をこう記している。「気分や思考を歪め、恐るべき行動を誘発し、合理的思考の基盤を破壊し、生きることへの欲求や意志を頻繁に失わせる。双極性障害は生物学的な原因による病気だが、その経験は心理学的なものだと感じられる。利益や快楽を与えるという点ではユニークであるといえるが、その結果として、ほとんど耐えがたい苦悩をもたらし、しばしば自殺にいたる病気でもある」。

双極性障害による気分変動の治療に、精神科医は「気分安定剤」という薬を使用する。もっとも一般的で、かつ古くからあるものに、リチウム元素から派生した薬がある。双極性障害患者に対するリチウムの薬効は一九世紀後半に発見された。しかし、およそ八〇年もの間、顧みられず忘れられてしまった。ところが、一九四九年に、偶然、オーストラリア人の精神科医ジョン・ケイドがリチウムを再発見した。リチウムの心理学的効果が忘却の淵に追いやられている間、リチウム塩はあらゆるもの、食卓塩の代用品から、後にセブンアップと名づけられる飲み物の成分としても使われていた（リチウムは一九四八年に食品添加物として使用することが禁じられた）。

リチウムの薬効は双極性障害患者が経験する気分変動を安定させるものの、かなりの代償をともなった。リチウムには相当数の副作用がある。服用すると、口渇感、頭痛、記憶障害、幻覚、発作などを引き起こす。

『でたらめ――双極性障害の家族』と題する回想録で、デイヴィッド・ラヴレース（大工にして書店経営も行う）がこう書いている。「双極性障害の魔力に較べたら、現実は不当な仕打ちのように見える。退屈だけが回復を困難にするというのではない。正気であるのにゆっくりと苦痛が訪れる。病気への気づき、屈辱的な場面、無駄遣い、友人との仲違い、自信喪失。うつ状態からは逃げられそうにない。振り子が部分的な全能感、ひどい混乱状態から揺れもどる。狂った昂奮状態は狂った落ち込みよりはましだ。だからギャンブルに走り、薬を捨て、仕切り屋や医者に苦情を言うのだ。奴らにわからない、と患者はいう。奴らは本当にわかっていない。奴らは決してアーティストにはなれないだろう」(8)。

リチウムは毎日内服する必要がある。効き目があれば、患者は躁状態（躁病エピソード）あるいはうつ状態（大うつ病エピソード）を経験しないが、副作用がある。しばらくすると、病気を克服したという結論に達し、薬を飲まなくなる。薬はただ副作用を引き起こすだけだからだ。しかしこれは愚かな決断かもしれない。というのも、リチウム摂取をやめてしまうと、双極性障害の症状が発現するからだ。

副作用の検索から気分変動を予測する

エリック・ホーヴィッツ、ライヤン・ホワイトと僕は双極性障害のエピソードに関連する気分変動を特定できないか、と考えはじめた(9)。それが可能であれば、近い将来患者にエピソードが現れることを予測できるのではないか。そうして患者に時間通りに薬を飲むよう促したり、介護者に気分変動が差し迫っていると警告を発したりできるのではないか。

そこでまた、匿名のクエリを収集することにした(今回はBing検索エンジンのクエリだ)。注目したのは気分障害、具体的には、気分障害の治療に使われる薬に関するクエリである。薬を処方されたらすぐその薬について検索するのではないかと考えたが、データを収集してみたら、奇妙な現象に気づいた。ユーザのなかには、自分の薬について何度も検索し、それも数日おきにそうする人がおり、とくに副作用についての質問が多い。たとえば、ユーザの多くは「リチウムの副作用」という単純なクエリをする。こうしたユーザには、何か特別なことがあるのだろうか。薬についての無数の検索をし、処方されてすぐ検索するという仮定を覆すような何かが。

何か異常なことが起きているという兆しがはじめて生じたのは、ユーザが自分の薬について質問する前後に検索したトピックを調べていたときだ。三つのトピックが異常に人気があった。薬についての質問の直前か直後に検索されたものだ。食べ物、買い物、ポルノである。なんらかの理由で、気分障害の治療に使用される薬について質問してから二、三日後に、いつもよりも二倍以上の割合でポルノを見ているユーザがいた。

こうした観察される検索行動を理解するために、僕たちは古いツールの新しい使い方を試してみた。アンケート調査である。インターネット上のアンケート調査の大半はマーケティング目的だが、それに特化した企業の助けを得て、気分障害の薬を飲んでいると答えた二七二名を募った。彼らに服用している薬や病気について質問をしたが、本当に興味があったのは、病気とオンライン上の行動の関係だった。質問のひとつは「服用中の薬の情報をオンラインで検索しますか？」である。圧倒的多数が「する」と回答し、五〇パーセント強の回答者が、過去数カ月内に一回以上検索したと答えた。「いつ薬について質問しますか？」という質問に対するもっとも一般的な回答は「最初に処方されたとき」だった。他にも「副作用があったとき」「薬が効いていないと思ったとき」という回答があった。

興味深いことに、回答者の約四分の一が、躁またはうつ状態がはじまったと感じたときに薬の検索をしたと言っている。これはつまり、薬について何度も検索する大多数の人にとって、そのようなクエリがエピソードの開始を示唆しているのである。調べたクエリはまた、検索をする前後に、行動に一定の変化が見られることも教えてくれた。そこで僕たちは調査の回答者に「躁状態にあるときオンラインで何をしますか？ またうつ状態のときはどうですか？」と尋ねた。もちろん、自由回答式の質問となるように工夫し、観察された行動変化の類いに回答者を誘導しないようにした。回答が返ってきたとき、いい意味で、驚かされた。うつ状態のときはインターネットをしないと大半が回答した。データによれば、そのような時期は不活発の時期として出現するはずだ。対照的に、躁状態の間は、幸せにしてくれるものを探すと答えた。オンラインショッピング（とくにいらないものを買うこと）とポルノである。これらの回答をこう解釈した。自分の薬について繰り返し検索をする回答者はおそらく、そのとき躁状態を経験しているであろう、と。もしこれが正しいのならば、時間をさかのぼり、エピソードの発生の最初の兆しを確認し、患者に差し迫った危機について警告することができるだろう。

気分障害で起きることは正常行動からの偏差、躁へ上振れするか、うつに下振れするかのどちらかなので、マシンラーニングを使った分類システムを訓練して、各個人の正常行動からの偏差を調べた。およそ六〇のトピックのうち、ひとつのトピックについて回答者が行った各クエリを分類し、各個人がこれらのトピックについて検索する日の確率を計算した。その当該日は、薬について検索しないか、検索しない日の直後または数日前ではない日である。トピックは広範な内容に及び、買い物、オンラインゲーム、旅行、料理などを含む。算出した確率は、個人が日常的に興味をもっている事柄の基準として使用する。それからとある日にユーザが検索したトピックを調査し、これらのトピックとユーザの日常的なトピックのプロフィールとの差を算出した。

確率間の偏差によって、明日または明後日、ユーザが薬についてクエリする可能性を予測できるかどうかを調べた。すでに見たように、ユーザは躁あるいはうつ状態を経験している日に薬を検索する可能性が高い。そこで、より未来のことを予測しようとすれば、マシンラーニングを使った分類システムのパフォーマンスの悪化が見込まれると予想した。案の定、分類システムは一日後あるいはそれ以降に薬の検索をするかどうかをほとんど予測できなかった。

しかし、ある日にユーザが検索したトピックと、その翌日に薬の検索をするかどうかの偏差を調べることによって、分類システムを訓練すれば、かなりの正確さで後者を前者から予測できることがわかった。粗分析データからでも、ユーザが実際に気分障害を患っているかどうかがわからず、たんにその徴候がある場合でも、つまり、たんにユーザが薬を検索する日が気分障害を経験している日だと解釈する場合でも、事象が切迫していると警告することはできた。

とはいえ、僕たちの調査結果はそれほど驚くべきものではないかもしれない。マンムン・ド・チョードリーは出産直後の女性にアンケートを実施した。[10] この調査は、心理学的評価であり、産後うつの検出に利用された。参加者がアンケートに記入した後、ド・チョードリーは出産前後のフェイスブックでの活動記録を提出するよう求めた。回答とフェイスブック活動を相関させることによって、十分に高度な具体性があるとはいえないが、参加者の産後うつが予測可能であることを実証した。

モバイルアプリとその課題

全体として考えると、以上述べてきた研究は、どのように重要な応用が携帯電話やその他モバイルデバイスに可能なのかを教えてくれる。そう遠くない将来に、特定の精神障害の高いリスクを負っているユーザが、検索クエリをモニターし、本人や家族に病気の発現を警告するアプリをダウンロードできるようになればいいと願っている。これらのアプリは僕たちの分類システムのように、大勢の人のデータから学習し、各ユーザからのフィードバックを活用し、未来予測を改良する。たとえば、躁ないしうつ状態に陥りそうな時期を予測するアプリは、「平均的ユーザ」について学習した僕たちの分類システムを利用するかもしれない。明日躁病があるとアプリが予測し、実際にそうならなかった場合、ユーザはその事実を分類システムに教える。患者もまたエピソードを緩和する手段を講じたかどうかを通知しなければならない。実際、エピソードのはじまりを感じるとき、そうしている患者は多い。躁病状態が現れ、アプリが予測しなかった場合、この情報はそれでもシステムにとって有益である。そのうちに分類システムはアプリを実行している各人の行動について学習し、予測を向上させるだろう。医師や家族もインプットを行うことができる。エピソードが予測されるとき、医師は患者に何をすべきか指示（薬の服用量を増やすなど）する。家族は、躁ないしうつ状態に対して成功した対処方法をフィードバックする。

この革命的な取り組みはすでにはじまっている。サンフランシスコのスタートアップ企業のGinger.io（ジンジャー・アイオー）は、スマートフォンを活用して、メンタルヘルスケアの向上をはかっている。この企業のウェブサイトによれば、「当社のアプリは電話や自己報告から収集したセンサーデータを利用し、助けが必要な人を特定できます。ケアの提供者はこのデータを活用することによって、適切なときに、本当にケアを必要とする人をサポートできます。よりタイムリーで効果的かつ魅力的なケアを提供できるのです」。数百もの企業が携帯電話やフィットネストラッカーによって有効なデータの収集法を研究しており、人々の健康について知り、その改善に役立てようとしている。このようなモバイルデバイスから得られた知見とオンラインのより多くの人たちから得られる洞察を組み合わせれば、より正確な介入が実施できるようになる。モバイルデータないしオンラインデータだけでは達成できないことも組み合わせによって可能になるのだ。

二〇一四年後半に、サマリタンズ（感情的なサポートを提供し、自殺の防止をはかる英国の慈善団体）がサマリタンズ・レーダーという新しい携帯電話アプリをリリースした。[11] いったん電話にインストールすると、サマリタンズ・レーダーは、電話の持ち主がツイッターでフォローする人たちのユーザ名を収集し、うつ病に関連するとサマリタンズが特定する語句の使用をモニターしてくれる。たとえば、「自己嫌悪」「落ち込んでいる」「助けて」など。このような語句が特定されると、サマリタンズはアプリをインストールした人にメールを送り、うつ状態にあるかもしれない人を助ける方法を提案する。

サマリタンズ・レーダーは最善の意図をもってつくられたが、多くの点で、問題含みである。第一に、わずかな語句を調べるだけで、抑うつ者を検知するのは正確さに欠ける。たとえば、メッセージの表現は皮肉や辛辣なものかもしれない。第二に、ずっと重要なことだが、プライバシーの問題がある。ユーザが個人情報への操作に同意しなければ、そのような介入は意図された結果の正反対に終わってしまう可能性がある。本書の第3章で述べた、善意の拒食症介入の場合に見られたのと同様に。

上記の未来のアプリは関係者全員の同意を必要とする。①患者は自分のデータ収集とその操作について同意する必要がある。②介護者や医師も警告メッセージを受信することに同意しなければならない。そのようなメッセージを受信したら、ある程度、対応せざるをえないからだ。さらに、アプリは介護者に生データを提供しない（医師は患者が夜中にする怪しげな検索については知らされない）。代わりに、アプリは集計情報にもとづく徴候を提供する。患者のクエリから、気分障害に向かっている可能性を知らせる情報である。

個別化医療は医学的ケアの次世代革命と謳われている。[12] 僕たちが願うのは、医学が僕たち一人ひとりに適ったものになることである。DNAプロファイリングを実施し、かかるDNAプロフィールをもつ個人にとって最善の治療法と個人をマッピングすることである。ある意味、先に提案したアプリは真の意味で、個別化医療のかたちでありうる。個人の行動について学習し、最善の対処方法を見出し、各個人に治療法を選ばせてくれるからだ。おそらく、いつの日にか、リチウムの処方と同時に、アプリが処方されるようになるだろう。そのアプリは患者がより良い結果を得られ、病気を乗り越えて、より普通の暮らしができるように助けてくれるだろう。

おわりに

一九四八年、アメリカ国民保険サービスが画期的な実験を開始した。マサチューセッツ州のフラミンガムで五〇〇〇名以上の成人を募り、病歴を研究者と共有し、二年に一回、体力テストと医学的検査を受けるというものだ。フラミンガム心臓研究は第三世代の参加者とともに継続中である。六〇年以上にわたって収集されたデータの分析によって、研究者たちは喫煙、高コレステロール値、高血圧の危険性を実証することができ、他の様々な医学的な問いに答えることが可能となった。詳細は一〇〇〇本以上の論文として発表されている。

フラミンガム心臓研究は期間と規模においてユニークである。コンピュータが広範に使用される以前に、五〇〇〇名以上を追跡調査するのは容易ではなかった。今日、フラミンガム心臓研究は、サンプルは比較的小規模だが質の高い研究として知られている。多くの国々では、全人口の完璧なカルテがすでにコンピュータ化されているか、じきにコンピュータ化されるだろうから、医学研究者に前例のない洞察をもたらすだろう。しかし、カルテは特定の（しかも異なる）時期の患者の健康状態のスナップショットにすぎない。それは暗闇のなかにほんのつかの間またたく光のようなものだ。対照的に、ネットデータは夜中じゅうずっと輝いている青白い光といえるだろう。

ワールドワイドウェブは大規模なデータ収集に適している。このことと、オンライン行動が密接にオフライン行動を反映しているという事実の二つが、本書の主張の根拠である。すなわち、ネットデータは医学研究のあり方を変えうるし、変えるべきである。おそらく将来、この主張はもっと大胆なものになるだろう。ネット行動を観察し、適切な情報を与えることによって、人々はどのように健康を増進できるかを学習済みであるからだ。

従来の医学研究が時代遅れということではない。ウェブから得られる行動データが他の方法では答えにくい問いに答えてくれるということだ。すでに見たように、ネットデータがとても役立つのは、問いが微妙なトピック、圧倒的にウェブで起こる行動で、現実世界で本当の答えが得にくい行動に関連するときである。

医学目的にネットデータが非常に役立つもうひとつの理由は、数億人分のデータ、場合によっては、特定の状態にある患者や特定の薬を服用する患者のうちの大多数のデータが得られることである。ネットデータは継続的に、長期間にわたって分析できる。そのため、地理的なロケーションや人口統計別の分類も可能だ。

　僕たちはまだネットデータの恩恵を理解しはじめたばかりだ。同時に、データの利用が絡む倫理的問題、プライバシーの問題と格闘している。僕たちが理解するデータの利用法は、進化の途上であり、人々の監視、用心深い科学者コミュニティ、慎重な規制を必要とする。技術的に可能なことと倫理的に許容可能なことへの気づきが進むにつれて、人々の認識も変わるだろう。一〇年、二〇年前には不可能だったやり方で、いかにデータが僕たち自身を反映するのかがわかるだろう。個人的には、この相互理解は、プライバシーの一部を犠牲にしても、どのような恩恵が得られるかについての、開かれた、進化する対話へとつながっていくだろう。少なくとも医療分野では、多くのことが得られると思う。

　僕の予想では、プライバシー・倫理と有用性の適切なバランスが得られるならば、ますます多くのネットデータがリサーチコミュニティに利用可能となる。これによって、データの収集が容易になり、医療者がそのデータから洞察を得るのが可能になる。このトレンドはすでに集計検索クエリというかたちで実現している。クエリはグーグルトレンドやＢｉｎｇ検索ＡＰＩから入手可能である。これらは、たとえば、慢性疾患のリスクを理解するのに使用されるデータである。[1]

ネットデータリサーチの現状と一〇年前のヒトゲノムの研究状況には類似点がいくつかある。二〇〇三年に、ヒトゲノムの配列がはじめて解析されたとき、公的に入手可能な遺伝子のデータベースはほとんどなかった。今日では、ジェンバンク塩基配列データベースなどのツールが飛躍的な増加を続ける遺伝子配列群へのアクセスを可能にし、インターネットへのアクセスがあれば、だれでも入手することができる。生物学とコンピュータサイエンスの進歩はツールの改良に大いに役立ち、配列の処理を可能にし、わずか一〇年前と比べて、ずっと広範なコミュニティの使用に供されている。ネットデータを活用する医学研究を押し進めて、公的なデータベースが利用可能となり、遺伝子の場合と同様な恩恵が研究者たちに与えられることを願う。

一九五六年に発表されたSF短編小説「パテ・ド・フォアグラ(2)」で、アイザック・アシモフがある科学者の話を語っている。科学者は農民から黄金の卵を産むガチョウをもらう。科学者とその同僚はどうしてガチョウが黄金の卵を産むのかを理解しようとする。思いつくかぎり可能なテストを実行した後で、アイデアが枯渇してしまう。とはいえ、ガチョウを殺す勇気はなかった。途方に暮れた科学者は、この問題をSF小説として発表しようと提案する。「SFの読者ならきっとアイデアがあるにちがいない……自分たちにアイデアがない以上、袋小路に入り込んでしまった以上、失うものは何もないではないか？」

幸いにも、僕たちは袋小路にいるわけでも、アイデアに不足しているわけでもない。大規模コミュニティにネットデータを活用した医学研究を可能にしたいという試みに並行して、ネットデータで何ができるのか、それを活用するのに必要な科学をどう進歩させればよいのか、より良く理解したいと切望している。したがって、もし本書が挙げる問いに対してネットデータが答えをもたらすと思われたならば、ためらうことなく答えを見つけ、僕や本書で引用した研究者にコンタクトしてほしい。共同研究も夢ではない。

付録　ネットデータへのアクセス方法

本書のアイデアから、ネットデータを照合して自分で医学研究をやってみたいと興味をそそられたかもしれない。この付録で、データの収集方法をいくつか説明している。インターネットの性質から、どの章よりも、陳腐化する可能性がある。しかし、出版後少なくとも数年は有効であることを願う。

以下の点に注意してほしい。公式サイト以外の経路で取得したデータ、ウェブサイトを「スクレイプ」〔本来の目的とは違った意図で不正にデータを取得すること〕して取得したデータなどは違法である。これは各サイトの「利用規約」による。データの収集を開始する前に、自分の行為の合法性の検証（そしてウェブサイトオーナーの許可を得ること）を強く勧める。

・検索クエリ

プライバシーの意味合いから、検索クエリはおそらくもっとも取得しがたいデータだろう。しかし、自社で検索エンジンを運営する企業で働いていなくても、以下のいずれかの方法で検索データを見つけることができる。

・グーグルトレンド（trends.google.com）やＢｉｎｇ検索ＡＰＩ（http://datamarket.azure.com/dataset/bing/search）などのサービスは、一定期間における、様々な地域での、特定検索用語の入力回数指標を提供している。しかし、これは集計データであり、十分なボリュームのクエリがあった用語のみを対象としている。

・何社かの企業が「ツールバー」というブラウザの拡張機能をインストールしている。これを使えば、ユーザの閲覧行動データを収集できる。企業は収集データを匿名化した後に販売する。こうした企業のなかでもっともよく知られているのがコムスコア社である。ツールバーによって収集されたデータは検索エンジン会社がアクセスするデータと同じである。違うのは人口規模がもっと小さいことだ。

・僕は自前で検索ログを作成するという良い経験をした。模擬《モック》検索エンジンをもつウェブサイトを立ち上げ、メカニカルタークの作業者に特定のタスクを行ってもらった。

・ヤフーアンサーズ

ヤフーアンサーズのデータはヤフーＡＰＩ（developer.yahoo.com）によって取得可能であ

る。このAPIによって、ユーザは特定の用語を検索し、完全な質問と回答テキスト（さらにそれにともなうフィールド）を構造化されたアウトプットとして受けとることができる。

ヤフーのウェブスコープ（webscope.sandbox.yahoo.com）は高度に発達したアカデミックコラボレーションプログラムであり、研究目的のデータセットの利用を可能にする。

・ツイッター

ツイッターはリサーチコミュニティと愛憎関係にある。ときにはツイッターデータセットの照合を禁じ、ときには許可したり、収集を応援したりする。本書の執筆時において、ツイッターデータセットのもっとも簡単な入手方法は、ツイッターが認可した会社から購入することである。

ツイッターAPI（dev.twitter.com）を利用して小規模なデータセットを作成した人が大勢いるが、こうしたデータは将来の分析よりは比較的集約型の情報抽出タスクに適している。

・ウェブクロール

ウェブクロールは基本可視的なウェブのコピーである。本書の執筆時点では、コモンクロール（commoncrawl.org）がこの種のものでは最大規模のウェブクロールを提供している。クロールはアマゾンウェブサービス（http://aws.amazon.com/datasets/41740）で入手可能である。

・データセット収集

ますます多くのデータが収集されればされるほど、利用可能なデータセットも増える。以下に僕が気に入っているデータセットのアドレスをいくつか挙げる。

・アマゾンウェブサービス（http://aws.amazon.com/datasets/）。
・各都市が提供するデータ。たとえば、ニューヨーク市（https://nycopendata.socrata.com/）、シカゴ（https://data.cityof chicago.org/）、ボストン（https://data.cityofboston.gov/）、シアトル（https://data.seattle.gov/）。
・事実のデータベース：（http://www.freebase.com/）、（http://www.cyc.com/platform/opencyc）、（http://wiki.dbpedia.org/Datasets）。
・その他データセット：（http://www.datawrangling.com/some-datasets-available-on-the-web/）、（http://www.infochimps.com/）、（https://news.ycombinator.com/item?id=2165497）。

解説——医療イノベーションへの第一歩

石川善樹（予防医学研究者）

本書に関する著者の想いを一言で要約すると、以下のようになる。

「検索データを活用すれば、医療に対して新たな貢献ができるのではないか⁉」

あえて私が「筆者の想い」と書いたのは、本書は決して何か劇的な発見や成果を物語る性質のものではないからである。繰り返し筆者も述べていることであるが、「検索データ×医療」はまだ立ち上がったばかりの分野ということもあり、分かったことよりも、分からないことの方が多い。

たとえば、第1章（二二－二三頁）で著者は、グーグルで「インフル　症状」を検索した人の数で、インフルエンザの流行をかなりの精度で推測できると紹介しているものの、同時にそのような推測はまだ精度が低いことを率直に認めている。

本来このような一般書を読む際は、「その手があったか！」と思わず膝を打つ、痛快な事例を期待されると思う。しかし、研究者らしく大げさな表現を嫌う著者は、あくまで「何が分かって、何がまだ分からないのか」という現状の正確な記述と、そこから導かれる謙虚な予測にとどめているのが本書である。

それにしても、なぜそのような書き方になっているのか？

その理由は、冒頭で著者が述べている通り、本書の主たる対象は「まず医学研究者と臨床家である」（七頁）からだ。いうまでもなく、医学の専門家たちは、日々さまざまな疑問を抱えながら研究や実践を行っている人たちであり、たしかに「検索データ」は新たな切り口を与えてくれるものである。

実際、私のような研究者にとっては、インフルエンザの例も「なるほど！」と興奮を覚えるものであった。その後の展開が気になり調べてみたら、二〇一五年にハーバード大学のシーハオ・ヤンらが開発した新たなアルゴリズムを利用すると、同じグーグルの検索データを用いてもインフルエンザの予測精度が高まることが報告されていた（PNAS

2015;112:47:14473-14478)。

しかし、「インフルエンザの流行を知りたい」といった医学的疑問を持たずに日々を過ごしている方々にとっては、もしかすると本書はすこし物足りないかもしれない。それどころか、現時点で明快な結論が出ていないモヤッとした話が多いので、「本当に検索データは医療に役立つのか？」と気になるところだろう。

そこでこの解説では、本書を補足する形で、そもそも医学研究を理解するうえで大前提となるいくつかの視点を提供したいと考えている。特に、（1）医学研究における「正しさ」とは何か、（2）医学研究における「分析」とは何か、という二点について考えていきたいと思う。

医学研究における「正しさ」とは何か？

まず最初に見ていくのが、医学研究において「正しさ」とはどのように考えられているのか、という視点である。これを理解すると、なぜ本書では結論を急がず、慎重な書き方になっているのかが理解できると思われる。

最近わが国では、ＤｅＮＡ社が運営する医療系メディア「ＷＥＬＱ」に対し、「掲載されている情報が不正確である」と大きな批判が集まった。もちろん、明らかに不正確な情報を世に発信するのは許されることではないが、とはいえ「そもそも医学研究における正しさとは何か？」について改めて考えてみると、これは非常にややこしい問題をはらんでいることに気づかれると思う。

試しにテレビをつけてみると、「○○を食べると健康にいい！」という特集が毎日のように流されている。たとえば先日、「コーヒーを飲むと健康にいい」という研究が朝の情報番組で報道されていた。するとその番組の司会者は、次のようなコメントをしていた。

「この前まで、コーヒーは胃が荒れるから健康によくないと言っていた気がするけど、今度は逆の研究結果が出てきましたね。おそらく、もう少しすると、また別の研究がでてくるのでしょう（笑）」。

おそらく、この司会者の発言に共感される方は、とても多いのではないだろうか。実際、昨日まで健康に悪いと思われていた食品が、今日になったら「実は健康にいいことが分かりました！」と発表されるのを見聞きした方は多いと思う。

なぜこのような現象が起こるのだろうか。その最大の理由は、健康に関する情報は、かならずしも「最新」の情報が正しいとは限らないからだ。というのも、「最新」であるということはつまり、知見が少ないということの裏返しでもある。これは「最新の薬」や「最新の手術」についても同様のことが言える。そのため、こと健康や医療に関しては、「最新」だからといって信用を置いていいわけではない。

そのため私たち医学の専門家は、最新のかわりに「最善」という言葉を使うように心がけている。最善とはすなわち、数多くの研究に基づき、根拠が確立しているものをさす。当たり前の話だが、最新を追いかけると「コーヒー」の例のように振り回されるものの、最善を押さえておけば、地に足をつけた医療の実践ができる。

もう少し別の言い方をすると、基本的に医療や健康に関する情報は、次にあげる三種類に大別される。

① ホントの情報
② ウソの情報
③ 不明の情報

医療に関するある情報が「ホント」や「ウソ」であると判定されるためには、数多くの質の高い研究が必要になる。現実的にはすべての仮説に対してしっかりと研究を行うことは難しいため、ほとんどの医療情報は「不明」に分類されるといっても過言ではない。

たとえば、本書の第1章で、「炭酸リチウムというサプリはＡＬＳの進行を遅らせるか？」という話が出ていた（三八頁）。PatientsLikeMeという希少疾患の患者が集う場を活用して検証したところ、「炭酸リチウムは実際のところ進行を遅らせる効果はない」ということが示されたと筆者は述べている。

おそらくこの話を読まれた読者からすると、「なるほど、インターネットという場を活用するとそのようなすごい発見ができるのか！」と思われたかもしれない。しかし、多くの医療関係者にとっては、「なるほど、そういう研究が出たのだな」というくらいにしか感じないだろう。

なぜなら、この「炭酸リチウムとＡＬＳ」研究の話は、あくまで一つの研究でしかなく、これをもって「ホント」であるとか「ウソ」であると決めつけるにはあまりにも性急な判断といえるからだ。特に医療においては、人様の命がかかっているということもあり、「害をなすことなかれ」が第一優先に考えられている。

そのため、「効果がありませんでした」という一つの研究をもって結論付けることはせず、さらなる研究を通して、「本当に効果はないのか？」、「もしかすると害があったりしないか？」、「一部の特殊な患者にはむしろ効果があったりするのか？」などあらゆる角度から検証を行っていくことになる。

ただ、こんな話をすると、「なぜそんなに慎重でなければいけないのか?」と思われる読者の方もいるかもしれない。そのような方のために、もう一つだけ例を挙げて、「医学研究における正しさとは何か?」という視点を深めていくことにしよう。

「活性酸素」という言葉を聞いたことがある方は多いだろう。老化やがんを引き起こすといわれ、テレビや雑誌などでもよく目にするし、「活性酸素は体に悪い」ことは、もはや常識にすらなっているかもしれない。だからこそ、活性酸素から体を守ってくれる、ビタミンCやビタミンEが飛ぶように売れているのだと思う。

しかし、活性酸素は完全な悪者、ともいえないことが分かっている。一部の活性酸素は、がんの発生を抑える働きをしているからだ。そのため、ビタミンEなどを飲んで活性酸素を抑え込んでしまうと、むしろ体に逆効果ということにすらなりかねない。

実際、「ビタミンEと前立腺がん」の関係を調べた研究があるのだが、健康な男性約三万五〇〇〇人を対象に七–一二年間追跡調査したところ、ビタミンEを摂取した男性は、そうでない男性に比べて、前立腺がんになる確率が一七%高かったと報告されている(JAMA 2011;306:14:1549-1556)。

もちろん、これとて「一つの研究」にすぎず、これをもって性急な結論に飛びつくのは避けなければならない。むしろここで言わんとしているのは、「医学研究における正しさとは非常にややこしいものである」ということである。だからこそ、慎重に研究を重ねる必要があるし、本書の著者が繰り返し主張しているように、「検索データ」を活用することで新たな切り口が生まれてくる可能性があるのだ。

さて、次に見ていくのは、医学研究においてデータ分析が果たす役割である。

医学研究における「分析」とは何か?

本書の「おわりに」で著者が述べるように、医学分野における最初のビッグデータ活用の事例は、ボストン郊外にあるフラミンガムという小さな町ではじまった。

今となっては驚くかもしれないが、研究が行われた一九四八年当時、四〇人もデータが集まればそれは「ビッグデータ」とされた。そのような時代において、フラミンガムで行われた研究は、数千人にのぼる住民を何十年にもわたって追跡するという、前代未聞のことだった。

それでも、どうにかこうにかデータを集めた研究者たちが陥ったのが、「どうやって分析するのか？」という問題である。それがどれほど大変だったかについて、次のような記述がある。

「当時はまだ、パソコンはおろかコピー機すらない時代であり、今のパソコンなら一秒もかからない分析が、ピアノほどもある機械で八時間もかかっていた」(『世界の心臓を救った町』ライフサイエンス出版、二〇一一年、五二頁)。

詳しい経緯は本解説の主眼ではないので省くが、コーンフィールドという天才統計家により、「多重ロジスティック回帰分析」という分析手法が開発されたことで、ビッグデータから「原因となる複数の要因」と「それぞれの結果への影響度」をたちどころに突き止めることができるようになった。ちなみに今でも多くの医学研究で「多重ロジスティック回帰分析」は使われており、その適用範囲は分野を超えて広がり、心理学や教育学、さらにはビジネスの世界でも使われる場面は多い。

さて、話を元に戻すと、数千人〜数十万人規模のデータのことを、医学では伝統的に「ビッグデータ」と呼んできたが、近年インターネットの発達により、それとは桁がいくつも違うデータが手に入るようになった。

特に、本書が主眼とする「ネット上のビッグデータ」は、従来の医学では手が出にくかった次のような分野において特徴を持つと著者は述べている(はじめに、六頁)。

①　現実世界でバイアスのかかっていないデータの収集が困難または不可能な分野
②　医学情報から従来得られる測定方法よりも注意深い測定方法を必要とする分野
③　研究者が仮説を実証するのに必要とするデータの提供が患者から得にくい分野
④　行動の大半がオンラインで発生する分野

これらは「データの種類」に関する視点だが、本解説では「データをどう分析するのか？」という観点から、本書に対する補足を行いたい。

誤解を承知で、非常に単純化して述べてしまえば、伝統的な分析が行ってきたのは以下の三つのことである。

a　現象の予測
b　現象の理解
c　効果の検証

本書との関連でいうと、たとえば次のようになる。

a　現象の予測　→　インフルエンザ流行の推測（第1章）
b　現象の理解　→　悲しみの五段階（第5章）
c　効果の検証　→　薬の有害反応（第4章）

なお上記で示した事例は、あくまで一部であり、本書に登場したすべての事例を網羅的に「予測、理解、検証」のいずれかに分類したわけではないことに注意されたい。また、本書では上記を組み合わせたような事例も紹介されている。たとえば、第3章で紹介があった「拒食症」などは、現象の理解のみならず、実際に行われている施策がはたして効果があるのかどうか検証も行っている。

いずれにせよ、「予測、理解、検証」というのが分析の観点からできる基礎的なことであり、私たち研究者は何らかの医学的問題に対して、データがオンラインなのかオフラインなのかを問わず、目的に応じてさまざまなデータを活用し、分析を行っているわけである。

そして著者の主張は、ネットデータ（特に検索データ）を活用すると、これまでの医学研究では切り開くことができなかった新たな「予測、理解、そして検証」を行うことができるのではないかということである。

ただ、そういわれても、繰り返しになるが「医学的な疑問」を持たない読者に対しては、具体的なイメージがわきづらいだろう。そこで次に見ていきたいのは、「分析の第四の活用法」というか、非常にシンプルな分析から「イノベーション」をいかにして起こすのか、という話である。


一九九〇年一二月、妻と一〇歳になる子どもを連れて、ジェリー・スターニンはベトナムに降り立った。

当時、ベトナムの子どもたちは、約三分の二が低栄養に苦しんでいた。その状況を改善するため、「セーブ・ザ・チルドレン（子どもたちを救う国際組織）」から派遣されたのが、スターニンだった。

しかし、ベトナム政府は決してスターニンを歓迎していなかった。それどころか、次のような通知まで突きつけたのだ。

「六か月で成果を出してください。さもなければ、帰国してもらいます」

通常であれば不可能と思えるミッションだが、それでもスターニンは諦めなかった。まず現状を知るため、ボランティアスタッフと共に四つの村で基礎調査を行った。自転車で猛烈に走り回ったので、わずか四日間で二〇〇〇人以上の子どもたちの体重測定ができた。分析の結果、予想通り約六四％もの子どもたちが、低栄養にあることが判明した。

さて、以上が話のイントロになるのだが、ここで普通にデータを分析しまうと、低栄養を引き起こす最大のパターンは、「貧困」や「不衛生」にあると理解しがちになる。しかし、「貧困」をなんとかするには政治を含めた大きな対策が必要となるし、また「不衛生」とて上下水道の整備など、六か月でなんとかなる問題ではない。

そこでスターニンが着目したのが、「例外的な事例」である。具体的には、データを収集したスタッフに対して、次のような問いかけを行ったのだ。

「非常に貧しい家庭で育っているにも関わらず、栄養状態がいい子どもはいましたか？」

そのようにスターニンが問いかけて回ると、スタッフたちは「そう言われてみれば、たしかに何人かいましたね」と教えてくれた。さっそくそのような「例外的な事例」を調べてみると、共通するいくつかの法則が見えてきた。

①　食事の前に手を洗っていた

子どもは手づかみで食べるので、雑菌も口に入れてしまう。その結果、下痢を起こし、低栄養を引き起こす。例外的な子どもたちは、食事の前に手を洗うよう言われていたので、下痢になりにくかった。

②　水田でとれるエビやカニを食べていた

ベトナムは稲作が中心で、一日のほとんどを水田で過ごす。例外的な子どもたちは、水田でとれるエビやカニを食べさせてもらっていたので、貴重なたんぱく源となっていた。

③　一日に何度も食事をとっていた

多くの子どもたちは、大人たち同様、一日二回食事をとっていた。しかし、例外的な子どもたちは、トータルとしては同じ量を一日にとっていても、何度も小分けにして食事をとっていた。もともと子どもは、一度に消化できる量が少ないので、小分けにした方が吸収効率は高まるというわけである。

こうして得られた知見を基に、スターニンは母親向けの二週間プログラムを作成した。参加者たちは、川でとれる小さなエビやカニの調理法や、食事の前には手を洗う、小分けにして食べさせることなどを、実践しながら学んでいった。

その効果は劇的だった。「わが子がみるみる元気になる!」と評判を呼んだスターニンのプログラムは、ベトナム全土へと広がっていった。そしてわずか二年間で、ベトナムの子どもの低栄養は八五%も減少したのだった。


この事例は、国際保健と呼ばれる分野では、非常に有名な話である。スラム街などの困難な地域で何か対策をしようと思ったときに、データをたくさん集めて分析しても、当たり前のアイデアしか出てこないことが多い。

そこでポイントとなるのが、「いい意味での例外」を見つけることである。同じように困難な状況にもかかわらず、よくよく探すと必ずポジティブな結果を示す人たちがいる。その人たちからヒントをもらうことで、インパクトがありかつ実施可能なアイデアを創っていくというものである。

ここで注意したいのが、「単に例外的な人たち」ではないということである。あくまで「考えられる要因(貧困など)はすべて一緒だが、結果(栄養状態)だけが違う」という意味での例外を見つけることがポイントとなる。これは特に難しい分析を必要としないという点でとても役立つ方法であるが、特に今後はネットデータを活用することでより活用されていく可能性が高いと考えられる。なぜなら、ネットのようなビッグデータの最大の特徴の一つは、そのような「いい意味での例外」を見つけやすいことにあるからだ。

たとえば本書でいうと、第3章で紹介されているような「かつては拒食症だったが今は回復しているユーザ」がそれにあたるだろう。とても難しい病気である拒食症だが、たしかに回復している人たちがいて、そのきっかけは何だったのかが理解できれば、新たな介入プログラムの立案につながっていくことだろう。

まとめ

さて、最後に本書のポイントを再度まとめておくと以下のようになるだろう。

① 「医学研究者と臨床家」をターゲットとして、医学的なさまざまな問題に対して「予測、理解、検証」するために、「ネットデータ（主に検索データ）」を活用しませんかという呼びかけを著者は行っている。

②こと人命に関わるセンシティブな情報を扱うという点で、医学では「情報の真偽」が非常にややこしいという性質を持つ。それゆえ、一読しただけでは劇的な成果や発見は得られなかったかもしれないが、本書はこれまでの医学研究では到達することのできなかった新たな地平を切り開いている。

③ネットのビッグデータを活用すると「いい意味での例外」が見つかりやすいので、これまでは思いつきもしなかったようなイノベーティブなアイデアが出る可能性がある。

いうまでもなく、「検索データ×医療」というのは今もっとも勢いがある研究分野の一つであり、これからさまざまな発見や成果が次々に報告されることだろう。本書はそのような時代の到来を告げる、まさに暁鐘としての役割を果たしている。まだ気が早いかもしれないが、個人的には著者の次作が、今から楽しみでならない。

二〇一七年三月

[著者紹介]
イラド・ヨム＝トフ（Elad Yom-Tov）
マイクロソフト・リサーチ主席研究員．イスラエル出身．イスラエル工科大学で博士号を取得後，ヤフー・リサーチ，ＩＢＭリサーチを経て，現職．ビッグデータによるヘルス・医療サービス分野の改善を目指している．

[監修者紹介]
石川善樹（いしかわ・よしき）
予防医学研究者，医学博士．1981年，広島県生まれ．東京大学医学部健康科学科卒業，ハーバード大学公衆衛生大学院修了後，自治医科大学で博士（医学）取得．「人がより良く生きるとは何か」をテーマとして，企業や大学と学際的研究を行う．専門分野は，予防医学，行動科学，計算創造学など．講演や，雑誌への寄稿，テレビ出演も多数．近著に『仕事はうかつに始めるな』（プレジデント社），『ノーリバウンド・ダイエット』（法研社）など．

[訳者紹介]
山本久美子（やまもと・くみこ）
翻訳家．1960年生まれ．ロンドン大学アジアアフリカ研究学院博士課程修了（PhD），東京大学大学院総合文化研究科超域文化科学（表象文化論コース）博士課程中退．東京大学特任准教授を経て，おもに映画やITを専門とする翻訳家に．

みんなの検索が医療を変える――医療クラウドへの招待

2017年5月8日　初版第1刷発行

著　者　　イラド・ヨム＝トフ
監修者　　石川善樹
訳　者　　山本久美子

発行者　　長谷部敏治
発行所　　NTT出版株式会社
〒141-8654　東京都品川区上大崎3-1-1　JR東急目黒ビル
営業担当　TEL 03(5434)1010　FAX 03(5434)1008
編集担当　TEL 03(5434)1001
http://www.nttpub.co.jp

装　幀　　小口翔平＋山之口正和（tobufune）
印刷・製本　株式会社光邦

ISBN 978-4-7571-0372-6 C0047

原　注

はじめに

(1) 『二都物語』の冒頭は以下の通りである．「最良の時代にして，最悪の時代だった．知恵の時代であって，愚昧の時代だった．確信の時代ながら，懐疑の時代だった．晴明の季節でありつつも雲霧の季節，希望の春にして絶望の冬だった．先行きは満ち足りて何ひとつ欠けることなく，しかもなお空漠は果てしなかった．人はみなまっすぐ天国に向かい，それでいて正反対を指していた．つまるところ，当節といかにもよく似た世の中で，口やかましい一部の識者は，この時代を理解するには良きにつけ悪しきにつけ，最上級の言葉の対比に照らすほかはないと説いた」．〔池央耿訳『二都物語』（上），光文社古典文庫, 2016, p. 9.〕

(2) アメリカ国家安全保障局は，マイクロソフト，ヤフー，グーグル，フェイスブック，パルトーク，AOL, スカイプ, ユーチューブ, アップルの主要 9 社からデータを収集した．B. Gellman and L. Poitras, "U.S., British intelligence mining data from nine U.S. Internet companies in broad secret program," *Washington Post*, June 6, 2013 (http://wapo.st/1KzoPLK)．

(3) グーグルは，グーグルストリートビュープロジェクトのために，暗号化されていない Wi-Fi ネットワークから不正にデータを収集したかどで罰金を科された．D. Graziano, "Google fined for illegal data collection," at http://bgr.com/2013/04/22/google-data-collection-germany-fine-456362/.

第 1 章

(1) 「バルーク計画」は国連原子力委員会に 1946 年 6 月 14 日に提出された．http://www.atomicarchive.com/Docs/ Deterrence/BaruchPlan.shtml.

(2) 残りの 15 パーセントの大半はインターネットに無関心か，ネットが複雑すぎると考えている．http://pewinternet.org/Reports/2013/ Non-internet-users.aspx.

(3) ブロードバンド接続がインターネットの使い方を変えた．ユーザはビデオなど，より大量のデータを求める活動へ移行した．アメリカのシンクタンク，ピュー研究所は，アメリカ人のインターネットの使い方とその変化についてまとめている．ピュー報告書はアメリカの人口調査にもとづいているため，限定的なデータという欠点があるが，アメリカにおける人口全体のインターネット利用情報源としてはきわめて有用である．近年のインターネット利用に関する調査については以下を参照．http://pewinternet.org/Static-Pages/Trend-Data-%28Adults%29/Online-Activites-Total.aspx.

(4) コムスコアはお金を払って，ユーザにツールバーをインストールしてもらっている．ツー

ルバーは，ユーザがどのようにインターネットを利用するかを追跡する小規模ツールだ．コムスコアはこの方法で収集したデータにもとづきインターネットの利用法の統計を発表している．たとえば，本章の統計は以下にもとづいている．http://www.comscore.com/ Insights/Press_Releases/2013/1/comScore_Releases_December_2012 _U.S._Search_Engine_Rankings.

どの検索エンジンをユーザが使用するかは，大概，新しいコンピュータにデフォルトでインストールされているものによって決まる．検索結果の品質や使い勝手の良さはあまり関係ない．この「デフォルトの力」は非常に強力なので，人気のあるファイアフォックス社がデフォルト検索エンジンを（2014 年 12 月に）グーグルからヤフーに変更したら，その 1 カ月だけで，ヤフーの検索クエリのシェアは 2 パーセント増加した．http://www.businessinsider.com/google-firefox-message-yahoo-search-share-decline-2015-3.

(5) フェイスブックが収集するデータ量情報はコロナ（データ分析のスケジューリング目的で，フェイスブックのエンジニアが作成したソフトウェア製品）のリリースの際，技術注記に記載された．これによれば，フェイスブックは毎日約 0.5 ペタバイトの情報，月に 15 ペタバイトの情報を収集している．全データが保管されているデータウェアハウスは 2008 ～ 2012 年の間に 2500 倍にも増加した．技術注記の原本は以下で参照可能．https://www.facebook.com/notes/facebook-engineering/under-the-hood-scheduling-mapreduce-jobs-more-efficiently-with-corona/10151142560538920.

素人にもわかる分析は以下にある．http://www.theregister.co.uk/2012/ 11/09/facebook_open_sources_corona/.

(6) アマゾンが公式に利用するコンピュータの台数はわからなかった．本書で挙げた推計はアマゾンのパブリッククラウド，EC2 で公に入手可能な台数である．推計 50 万台はフアン・リューが EC2 をうまく使って導いたものだ．http://www.enterprisetech.com/2014/11/14/rare-peek-massive-scale -aws/.

アマゾンの重役が講演で挙げた概算ではもっと多い．http://www.enterprisetech.com/2014/11/14/rare-peek-massive-scale-aws/.

アマゾンが自社のニーズに合わせて何台のコンピュータを使用し，何台を隠蔽しているのかは推量するほかない．

(7) クエリあたり 3 語というのは，検索エンジン業界でよく引き合いに出される数字だが，これは 2008 年のヤフーの報告による．たとえば，以下を参照．Y. Song, H. Ma, H. Wang and K. Wang, “Exploring and exploiting user search behavior on mobile and tablet devices to improve search relevance,” at http://research.microsoft.com/pubs/183843/fp016-songPS.pdf.

クエリあたり 3 語はデスクトップコンピュータ上で行われたクエリについてである．携帯電話やその他のモバイルデバイスでのクエリはもっと短い傾向にある．2009 年にグーグルはクエリあたり 2.44 語が平均的な長さだと報告している．今日では，テキスト入力より音声入力が増加している．2010 年，ユーザのおよそ 25 パーセントが音声でクエリを入力した．以下の論文を参照．M. Shokouhi, R. Jones, U. Ozertem, K. Raghunathan, and F. Diaz, “Mobile

query reformulations," in Proceedings of the 37th international ACM SIGIR Conference on Research & Development in Information Retrieval (ACM, 2014) (http://dl.acm.org/citation.cfm?id =2609497 でも読める).

(8) C. Duhigg, "How companies learn your secrets," New York Times, February 16, 2012 (http://www.nytimes.com/2012/02/19/magazine/ shopping-habits.html).
妊娠している女性を予測するモデルは「ターゲット」の統計学者アンドリュー・ポールの成果である.

(9) https://blog.compete.com/2009/10/22/ bing-train-keeps-rolling-but-not-at-googles-expense/ で入手できるデータによれば, ビングユーザは 1 日に 5 回検索するが, これは (5.6 回の) グーグルユーザや (7.8 回の) ヤフーユーザよりもかなり少ない. 上記のソースによれば, この差は, Bing が「より少ない検索で迅速に答えることを約束」していることから説明できる.

(10) L. Backstrom, J. Kleinberg, R. Kumar, and J. Novak, "Spatial Variation in Search Engine Queries" (http://www2008.wwwconference.org/papers/pdf/p357-backstromA.pdf).
事象は空間にも時間にも局所化できることから, ニュース事象の追跡が可能となる. あれこれの野球チームのファンクラブがどこにあるのかと疑問に思うなら, この論文の図 8 を参照のこと.

(11) Sakaki et al は, リヒタースケールの震度 3 以上の全地震の 96 パーセントを発生から 1 分以内に検知できた. T. Sakaki, M. Okazaki, and Y. Matsuo, "Earthquake shakes Twitter users: Real-time event detection by social sensors," in *Proceedings of the 19th International Conference on World Wide Web* (ACM, 2010).

(12)「情報疫学」の名付け親はギュンター・アイゼンバッハである. "Infodemiology and infoveillance: Framework for an emerging set of public health informatics methods to analyze search, communication and publication behavior on the Internet," *Journal of Medical Internet Research* 11 (2009), no. 1: e11.

(13) G. Eysenbach, "Infodemiology: Tracking flu-related searches on the Web for syndromic surveillance," in AMIA Annual Symposium Proceedings 2006 (available at http://www.ncbi.nlm.nih.gov/pmc/articles/ PMC1839505/) . アイゼンバッハの広告は, 「インフル」「インフル　症状」を含む検索に対してアップされ, 次のような内容であった. 「インフルエンザに罹ったのですか?　熱, 胸痛, 虚弱感, 痛み, 頭痛, 咳」. 広告には, 一般的な患者教育のウェブサイトへのリンクが張られていた.

(14) J. Ginsberg et al., "Detecting influenza epidemics using search engine query data," *Nature* 457, 2009: 1012–1014 (http://www.nature.com/nature/journal/v457/n7232/abs/nature07634.html).
しかし, グーグル論文にはあまり知られていないが先行研究がある. M. Polgreen, Y. Chen, D. M. Pennock, and F. D. Nelson, "Using internet searches for influenza surveillance," *Clinical Infectious Diseases* 47 (2008) , no. 11: 1443–1448 (http://www.ncbi.nlm.nih.gov/

pubmed/18954267).
後者がどれだけ知られていないかの例として，本書の執筆時点での引用件数を挙げる．グーグル論文は 1517 回引用されているのに対し，Polgreen et al 論文はわずか 241 回である．興味深いことに，今日では，グーグルトレンド（http://trends.google.com）を活用すれば，実際にクエリデータにアクセスせずとも，同様のリサーチが可能である．必要なのは個別検索ではなく，一定の語句を検索するユーザ数であるからだ．このようなデータはグーグルトレンドで入手可能である．十分な人数が特定の用語を検索すれば，グーグルトレンドは検索の地理的内訳まで提供してくれる．

(15) 人は，とりわけ学術研究者は漏れなく，他人の間違いを指摘したがる．グーグルがインフルエンザの流行の予測に失敗したことを指摘する論文は山のようにある．たとえば，以下を参照. D. Butler, "When Google got flu wrong," *Nature* 494 (2013), no. 7436: 155–156 (http://www.nature.com/news/when-google-got-flu-wrong-1.12413).

(16) M. Barbaro and T. Zeller, "A face is exposed for AOL searcher no. 4417749," *New York Times*, August 9, 2006.
バーバローとゼラーをアーノルドさんへ導いたのは以下の検索である.「ジョージア州リルバーンの風景」，アーノルド姓を名乗る数名，「ジョージア州ゲイネット郡シャドーレイク分譲地で売却された家」．これらはアーノルドさんが検索したものだけではない．詳細については，以下を参照．http://select.nytimes.com/gst/abstract.html?res=F10612FC345B0C7A8CDDA10894DE4 04482.

(17) A. Narayanan, E. Shi, and B. Rubinstein, "Link prediction by de-anonymization: How we won the Kaggle Social Network Challenge," in Proceedings of International Joint Conference on Neural Networks, 2011 (IEEE).
著者たちはこう書いている．「コンテストの目的は現実世界のリンク予測に関する研究を促進することにあった．データセットはグラフである．これは人気のある写真共有サイトのフリッカーをクロールして取得した．ユーザのアイデンティティは削除した．フリッカークロールを利用して競争テストセットの多くを脱 - 匿名化〔匿名のユーザのアイデンティティを明らかにすること〕することによって，競争を効果的に操作できた．われわれの攻撃はマシンラーニング・コンテストの操作に対する脱 - 匿名化の新しい応用例を示し，未来のコンテストのあり方がどう変化するかを示唆している」．プライバシーに関するより広範な問題について，著者たちは次のように述べている．主要目的は「このようなコンテストで脱 - 匿名化の可能性が絶えず存在することに注意を喚起することにある」．論文全文とそれを説明したブログ記事は以下で入手可能．http://33bits.org/2011/03/09/link-prediction-by-de-anonymization-how-we-won-the-kaggle-social- network-challenge/.

(18) C. Jernigan and B. Mistree, "Gaydar: Facebook friendships expose sexual orientation," *First Monday* 14 (2009), no. 10 (http://firstmonday.org/ojs/index.php/fm/article/viewArticle/2611/2302 でも読める). 著者たちは「類は友を呼ぶという諺がある」と言い、こう続ける.「教訓は，人は自ら線を引いているということだ．つまり，友だちの顔ぶれを見れば，

自分がどういう人間かがわかるということである．友人の大多数が男性なら，その人も男性であると予測できるだろう．友人の多くが特定の人種であるなら，その人もまた同じ人種であると予測できるだろう．友人の多くが同性愛者であるなら，その人もまた同性愛者であると予測できるだろう．友人について何かを知っているならば，その個人について何も知らなくても，この予測力は作用する」．興味深いことに，本論文で，著者たちは以下の事実を示した．サンプルとなった同性愛者の友人の2パーセント以上が同性愛者であり，反対に，平均的な異性愛者の男性の友人のうち同性愛者は1パーセント以下だった．

(19) アメリカ保険社会福祉省被験者保護局はIRB的団体について96カ国のリストを管理している．リストは以下で入手可能．http://archive.hhs.gov/ohrp/ international/HSPCompilation.pdf.

(20) これら原則の優れたまとめとしては以下がある．R. Gillon, “Medical ethics: Four principles plus attention to scope,” BMJ 309 (1994) :184 (available at http://www.bmj.com/content/309/6948/184).

(21) ケイティ・ウォールドマンは「スレート」で実験についてこう報告をしている．「フェイスブックは意図的に何千ものユーザを不幸にした．フェイスブックの方法論は重大な倫理的問題を提起する」．http://www.slate.com/articles/health_and_science/science/2014/06/facebook_unethical_experiment_it_made_news_feeds_happier_or_sadder_to_manipulate.html.

(22) 過去の研究では，そのような効果があるとされている．しかし当該研究は，ずっと小規模のサンプルとソーシャルネットワークの構造に関する非包括的情報にもとづいている．J. H. Fowler and N. A. Christakis, “Dynamic spread of happiness in a large social network: Longitudinal analysis over 20 years in the Framingham Heart Study,” BMJ 337 (2008): a2338 (http://www.bmj.com/content/337/bmj.a2338 でも読める).

別の理由で，本論文は物議をかもした．関心がある読者は以下を参照されたい．R. Lyons, “The spread of evidence-poor medicine via flawed social-network analysis,” *Statistics, Politics, and Policy* 2 (2011). http://vw.slis.indiana.edu/talks-spring11/ Lyons.pdf でも読める．

(23) 実際，「ガーディアン」紙が実施したオンライン調査では，回答者の61パーセントがフェイスブックの実験に驚かなかったという (http://www.theguardian.com/technology/poll/2014/jun/ 30/facebook-secret-mood-experiment-social-network).

しかし，このような調査にどんな価値があるのかは疑わしい．同じ調査で23パーセントが自分のフィードが操作されていると答えているからである（フィードが操作されたユーザは0.04パーセントにすぎない)．また66パーセントはアカウントを閉じることを検討したと回答している．実験後に，フェイスブックの利用者数の目立った減少は見られなかった．

(24) ユーザが新機能やサービスを前にしてどのようにふるまうかを予測するのは難しい．他の実験例とその理由については，以下を参照のこと．R. Kohavi et al., “Trustworthy online controlled experiments: Five puzzling outcomes explained,” in Proceedings of the 18th ACM SIGKDD International Conference on Knowledge Discovery and Data Mining, 2012 (http://robotics.stanford.edu/users/ronnyk/puzzlingOutcomesInControlledExperiments.pdf).

(25) 周知のように，グーグルはグーグルページのツールバーの色を決めるのに，41 種類もの青を試験した．Laura M. Holson, “Putting a bolder face on Google,” *New York Times*, March 1, 2009（http://www.nytimes.com/2009/03/01/business/01marissa.html でも読める）.

(26) たとえば，以下を参照のこと．G. A. Poland, R. M. Jacobson, and I. G. Ovsyannikova, “Trends affecting the future of vaccine development and delivery: The role of demographics, regulatory science, the anti-vaccine movement, and vaccinomics” *Vaccine* 27（2009）, no. 25–26: 3240–3244.

(27) Michelle N. Meyer, “Everything you need to know about Facebook's controversial emotion experiment,” *Wired*, August 30, 2014（http://www.wired.com/2014/06/everything-you-need-to-know-about-facebooks-manipulative-experiment/ でも読める）.

(28)「エコノミスト」誌も健康増進には電子工学データの利用が必要だと訴えている．“Waiting on hold”（http://www.economist.com/news/science-and-technology/21627557-mobile-phone-records-would-help-combat-ebola-epidemic-getting-look）.

携帯電話の記録に関連して，「エコノミスト」はこう書いている．「データのリリースは，たんなる企業の問題ではない．国民のプライバシーが関係しているからである．政府も介入する必要がある．影響を受けた各国の監督機関は，検索エンジン運営会社が選ばれた研究者に記録を提供するよう指導すべきである．そして情報を受けた研究者はデータの使用法を指定する契約書に署名する必要がある」.

(29) OKCupid のブログにはカクテルパーティにおあつらえ向きの面白い逸話が載っている．人間の性愛行動に興味をもつ社会学者にもうってつけだ．関連ブログ記事は以下の通り，http://blog.okcupid.com/index.php/the-biggest-lies-in-online-dating/. ブログ作者のクリスチャン・ラダーは OKCupid のチーフサイエンティストでもあり，最近自身の観察を本にまとめた．*Dataclysm: Who We Are (When We Think No One's Looking)* である．本書はデジタル時代におけるデートの性愛活動について目覚ましい洞察を与えてくれる．同じような主旨の本に，Oji Ogas and Sai Gaddam, *A Billion Wicked Thoughts: What the Internet Tells Us About Sexual Relationships* がある．これはセックス関連検索への洞察に満ちた本だ．配偶者を見つけるために身長を高く申告する人々に対し，その反対の興味深い例がある．1844 年にアドルフ・ケテレが発見したところによれば，実際より身長を低く報告したフランス人男性の 2 パーセントが統計的に予測されたという．おそらく徴兵を逃れようとしてのことだろう．M. Stigler, *The History of Statistics*（Harvard University Press, 1986）, p. 215.

(30) P. Wicks, T. E. Vaughan, M. P. Massagli, and J. Heywood, “Accelerated clinical discovery using self-reported patient data collected online and a patient-matching algorithm,” *Nature Biotechnology* 29（2011）: 411–414（http://www.nature.com/nbt/journal/v29/n5/full/nbt.1837.html）.

「非盲検データを活用した観察研究は二重盲検ランダム化比較試験にとって代わることはないが，本研究は［ALS 治療にリチウムを使用する］後続のランダム化試験と同じ結論に達した．患者がインターネットを介して報告したデータは臨床発見を加速し，すでに使用されてい

る薬の有効性を評価するのに有用であることを示唆する」.

第 2 章

(1) F. J. Ingelfinger, "Arrogance," *New England Journal of Medicine* 303 (1980), no. 26: 1507–1511.

(2) この仕事を記述した論文は以下の通り. D. Pelleg, E. Yom-Tov, and Y. Maarek, "Can you believe an anonymous contributor? On truthfulness in Yahoo! Answers," in *Proceedings of the 2012 ASE/IEEE International Conference on Social Computing and 2012 ASE/IEEE International Confer- ence on Privacy, Security, Risk and Trust* (IEEE, 2012).

(3) J. Cook, K. Kenthapadi, and N. Mishra, "Group chats on Twitter" (http://research.microsoft.com/pubs/184112/groupChatsOnTwitter-www2013.pdf).
グループチャットとは，ツイッターユーザグループが出会う時間とハッシュタグ（主要フレーズ）を決めて，トピックに関連するメッセージを特定し，関心のあるトピックを議論することをいう．各種トピックについてグループチャットがある．健康では，中毒，気分障害，産後うつに関するチャットが特定されている．

(4) これらの質問を調べた論文に次のものもある．M. Kuebler et al., "When overweight is the normal weight: An examination of obesity using a social media internet database," *PLoS One* 8 (2013), no. 9: e73479.

(5) R. S. Imes et al, "Patients' reasons for refraining from discussing internet health information with their healthcare providers" (http://www.tandfonline.com/doi/abs/10.1080/10410230802460580#.UrcApbTxW9k) は，インターネットで見つけた情報を患者が医療者に話したがらない 2 つの理由を挙げている．「医療者の領域に踏み込む恐怖」と「面目を保つため」である．

(6) C. DeNavas-Walt, B. D. Proctor, and J. C. Smith, Income, Poverty, and Health Insurance Coverage in the United States: 2010, report issued by U.S. Department of Commerce (http://www.census.gov/prod/2011pubs/p60-239.pdf) .

(7) アメリカにおける過少保険問題は深刻である．コモンウェルスファンドのレポートによれば，「健康保険をもつ成人の 21 パーセントが患者自己負担のヘルスケア費に収入の 5 パーセントあるいはそれ以上を支出した」(http://www.commonwealthfund.org/publications/ press-releases/2014/nov/out-of-pocket-costs). また，健康保険をもつ成人の 13 パーセントが健康に収入の 10 パーセント以上使ったという．これは大半の家族の食費に比較しうる金額だ（http://www.bls.gov/opub/btn/volume-2/spending-patterns-of-families-receiving-means-tested-government-assistance.htm).
過少保険はアメリカ以外でも問題となっている．多くの国々で，慢性病や高額療養費を必要とする病気の患者は貧困に陥るかなり高いリスクにさらされている．

(8) R. R. White and E. Horvitz, "From Web search to healthcare utilization: Privacy-sensitive

studies from mobile data," *Journal of the American Medical Informatics Association* 20 (2013), no. 1: 61–68 (http://jamia.oxfordjournals.org/content/20/1/61).
ホワイトとホーヴィッツは症状の検索からヘルスケアの利用を示す検索までにかかる時間をテストし，これを「ヘルスケア利用のエビデンス」と呼んだ．さらに，ユーザのクエリから，病院に行くかどうかまで予測できることを実証した．

(9) これらの数字はピュー研究所の調査結果による．結果は以下にまとめられている．"Health Online 2013" by S. Fox and M. Duggan and available at http://www.pewinternet.org/Reports/2013/Health-online/Summary-of-Findings.aspx.
本調査の興味深い結果のひとつは，オンラインで医学情報を検索する人の人口統計学に関係する．これらの人々は，女性，若年層，白人成人，収入7万5000ドル以上の世帯に居住し，大卒あるいは大学院卒である傾向が高い．

(10) R. R. White and E. Horvitz, "Cyberchondria: Studies of the escalation of medical concerns in web search" (http://research.microsoft.com/en-us/um/people/ryenw/papers/WhiteTOIS2009.pdf). 筋萎縮性側索硬化症 (ALS) に罹患する確率は5万5000人に1人である．しかし，ウェブ情報から判断すると，およそ7パーセントのページが，筋肉の痙攣の理由としてALSを挙げているが，もっと軽度な原因で生じる可能性が高い．同様に，ウェブ情報の共起統計にもとづき，「頭痛」が「脳腫瘍」に関連づけられる確率は3パーセントだと単純に解釈する検索者もいるかもしれない．現実には，脳腫瘍の発現率はおよそ1万人に1人である．

(11) J. K. Jerome, *Three Men in a Boat* (J. W. Arrowsmith, 1889).

(12) 具体的な統計は以下から得た．W.D. Mosher, A. Chandra, and J. Jones, "Sexual behavior and selected health measures: Men and women 15–44 years of age, United States, 2002. Advance data from vital and health statistics," (http://www.cdc.gov/nchs/data/ad/ad362.pdf). さらに，より（面白い）性の健康に関するデータについては以下を参照．http:// www.iub.edu/~kinsey/resources/FAQ.html.

第3章

(1) http://www.myproana.com/index.php/topic/55581-one-meal-a-day/ によれば，myproanona.com は「摂食障害や醜形障害患者のサポートと回復に特化したサイト」であるが，このサイトの投稿を読むと，回復よりはむしろ摂食障害をサポートすることが明らかである．

(2) 2013年10月27日に，Bing検索エンジンを使って「プロアナ (proana)」「拒食症派 (pro-anorexia)」「シンスポ (thinspo)」「シンスピレーション (thinspiraton)」を検索した．結果を収集し，「proana」「thin」「skinny」「anorexia」「thinsp」がアドレスにあるサイトをリストアップした．

(3) これはプロアナ・ライフスタイルというブログ (http://proanalifestyle.blogspot.com) からの引用である．すでに削除されている．またS・レイニーによる「テレグラフ」紙の記事のタイトルでもある．("'Anorexia is a lifestyle, not a disease': An investigation into harrowing

online forums promoting extreme dieting," February 25, 2014). 拒食症向けのオンラインフォーラムの暴露記事である. この記事で, キングス・カレッジ・ロンドン大学精神医学研究所教授のヘレン・シャープ博士が, これらのフォーラムは摂食障害の原因ではないが, 病気を長引かせる, と語っている. 博士は「他の場所では入手不可能な何をフォーラムが提供しているのか?」と問いかけ,「摂食障害はきわめて孤独な状態なので, 自分と同じように考える他の人と出会えるコミュニティを見つけることは, 強力なアピールとなる」と述べている.

(4) 引用は http://anabootcamp.weebly.com/ より. このサイトは「孤独で, 問題を抱え込んだ摂食障害者をサポートする」と明らかにしている. しかし, サイトには拒食症患者にマイナスの効果をもたらす可能性の高いセクションがある. たとえば,「シンスパイア」と呼ばれるセクション. 痩せた女性の写真が目立つ特集をしている.

(5) 英国国民健康保険サービスの推奨による (http:// www.nhs.uk/chq/pages/1126.aspx?categoryid=51). サイトの推奨は次の通りだ.「健康的で, バランスのとれた食事で, 男性が体重を維持するには, 1日当たり, 約1万500キロジュール (2500キロカロリー) を必要とする. 女性の場合は, 1日に, 約8400キロジュール (2000キロカロリー) である」.

(6) http://www.jewishvirtuallibrary.org/jsource/Holocaust/auconditions.htm によれば,「収容所の囚人は1日に朝, 昼, 晩の3回食事が与えられた. 食べ物の栄養価に影響する要因としては, ナチス強制収容所の公式栄養基準が挙げられる. 現実には, アウシュビッツの囚人で, さほど肉体的にきつくない労働を割り当てられた者は, 1日に約1300カロリーが与えられた. 対して, 重労働を行った囚人は約1700カロリーだった. この乏しい配給だけで数週間収容所で過ごすと, 大半の囚人は器質的悪化を経験しはじめ, いわゆる『ムスリム』〔収容所における最下層の囚人の蔑称〕状態, すなわち極度の肉体的疲労状態にいたり, 死亡した」.

(7) これはプロアナライフスタイル (http://proanalifestyle.blogspot.com/2007/07/ways-to-hide-ed.html) というブログから引用 (後に削除された). このアドバイスはインターネット上の複数のプロアナサイトに挙がっている. 医者にかかる前にできることという他の助言のなかには,「水を飲む (体重が増える)」,「着込む [そうすれば] 体温が少し正常値に近づく」「[自傷行為による] 怪我をきちんと治す」などがある. 家庭生活や友だちの家へ行くときのアドバイスは以下の通りだ.「早寝すること. 眠っている間は食べられないから」「クッキーやポテトチップを部屋に持っていって捨てなさい. それから空袋を両親が見つけやすいところに置きなさい」「ハンバーガーや何かが食べたくてしかたないからと言って姿をくらましなさい. もどったら, 美味しかった!と言うのよ」.

(8) これらのアドバイスは http://www.myproana.com/index.php/topic/1689-pro-ana-tips-and-tricks/ で見つけた.

(9) 出典は, http://diet.allwomenstalk.com/pro-ana-buddy-2/.

(10) 引用は「デイリー・メール」紙の無署名記事による. タイトルは "'Anorexia blogs nearly killed me': Even when Grainne, 17, was starving to death, 'thinspiration' sites encouraged her to lose more weight" (http://www.dailymail.co.uk/health/article-2398749/Pro-ana-Anorexia-

blogs-nearly-killed-Starving-girl--17-says-thinspiration-sites-encouraged-her.html）.

（11）アディ・バルカンは “Israel passes law banning use of underweight models” という BBC の記事で引用されている．記事は以下で入手できる．http://www.bbc.co.uk/news/world-middle-east-17450275.
イスラエルの法律はレイチェル・アデイト博士（当時，カディマ党クネセトのメンバー），ダニー・ダノン（リクード・クネセトのメンバー），ハイファ大学のイェール・ラザー（摂食障害の専門家）が提案したものだ．イスラエルの法律と同様の法律の承認については，フランスの上院，アメリカの議会でも討議されたが，いまだイスラエル以外の国で採用されるにはいたっていない．その一部が言論の自由と職業選択の自由と密接に関連しているからだ．また，法律はごく最近に施行されたために，摂食障害の著しい減少をもたらしたとは実証されていない．

（12）この仕事をまとめた論文は以下の通り．E. Yom-Tov and D. Boyd, “On the link between media coverage of anorexia and pro-anorexic practices on the Web,” *International Journal of Eating Disorders* 47, no. 2（2014）：196–202.

（13）D. R. Cox の論文は以下で入手可能．“Regression models and life-tables”（*Journal of the Royal Statistical Society*, Series B, 34, 1972, no. 2: 187–220）（http://www.ida.liu.se/~kawah/Cox2.pdf）.

（14）D. Goleman, “Pattern of death: Copycat suicides among youths,” *New York Times*, March 18, 1987（http://www.nytimes.com/1987/03/18/nyregion/pattern-of-death-copycat-suicides-among-youths.html）の記事からの引用．記事は若者を中心に扱っているが，ウェルテル効果は他の年代層にも影響を与えている．D・P・フィリップスが “The impact of fictional television stories on U.S. adult fatalities: New evidence on the effect of the mass media on violence,” *American Journal of Sociology* 87（1982）, no. 6: 1340–1359 で，テレビドラマで自殺が描かれた後で起きた成人の自殺についてまとめている．しかし，特定の症例におけるウェルテル効果の証拠はないという論文もある．以下を参照のこと．S. Platt, “The aftermath of Angie’s overdose: is soap（opera）damaging to your health?” *British Medical Journal* 294（1987）: 954–957; G. Martin and L. Koo, “Celebrity suicide: Did the death of Kurt Cobain influence young suicides in Australia?” *Archives of Suicide Research* 3（1997）: 187–198.

（15）よく知られるソーシャルネットワーキングサイトの Tumblr は 2012 年 3 月に「シンスピレーション」コンテンツを禁止しようと試みた．これはニック・ワッツが「ハフィントンポスト」（http://www.huffingtonpost.co.uk/nick-watts/tumblr-thinspo-and-self-h_b _1382329.html）で記事にした．当時，禁止前後にシンスピレーションの検索数とクリックされた Tumblr のページを調査したが，検索数に変化は見られなかった．これはおそらくコンテンツが禁止されても，他の名前ですぐに再浮上するためだろう．ワッツが記事で書いているように，「契約条件にこうした制限を設け，見つかりしだいブログを削除し，件のコンテンツをアップするユーザを排除できるが，そうしたコンテンツがあり，つねにオンラインへ出現する方

法を見つけるという事実を止めることはできない．わずか24時間アップされているにすぎないにしろ……こうした問題に打ち勝つ唯一の方法は，火を見ることではなく，火を燃やし続ける燃料を見出すことである」．

(16) この仕事は以下の論文にまとめた．E. Yom-Tov, L. Fernandez-Luque, I. Weber, and S. P. Crain, "Pro-anorexia and pro-recovery photo sharing: A tale of two warring tribes," *Journal of Medical Internet Research* 14 (2012), no. 6: e151.

(17) 出典は，http://www.flickr.com/photos/52322529@N02/5373480634/.

(18) 出典は，極端に痩せすぎの女性の写真へのコメント．http://www.flickr.com/photos/33465186@N04/41929 72020/. 興味深いことに，この画像に対する別の拒食症派のユーザからのコメントは，「とてもうらやましい！」だった．このように，フリッカーのユーザは支持するコメントと治療を必要とする病気とみなすコメントの両方を受けとる．

(19) C. Martijn et al., "Don't get the message: The effect of a warning text before visiting a proanorexia website," *International Journal of Eating Disorders* 42 (2009):139–145 (http://www.eetonderzoek.nl/publikaties/Martijn_2009_ijed.pdf). 警告レベルはサイトを初めて訪問するユーザを対象としている．著者たちが述べているように，プロアナサイトのレギュラーユーザが「われわれのメッセージを読んで変わる」ことは期待できないからである．「むしろ，警告メッセージは拒食症やプロアナについて何も，あるいはほとんど知らない新規訪問者へ向けて書かれた」．ラベルは比較的長めのメッセージで，プロアナとその帰結を説明している．拒食症に関する客観的な情報へのリンクも示されている．警告ラベルを見たユーザのおよそ3分の1がプロアナウェブサイトを継続的に見ないことを決めた．比較的マイナーな介入にしては大きな効果を上げている．

第4章

＊ 千原吾郎・千原鈴子訳『進歩への希望——科学の擁護』東京化学同人, 1978年, p.22-23

(1) R. N. Proctor, "Commentary: Schairer and Schöniger's forgotten tobacco epidemiology and the Nazi quest for racial purity," *International Journal of Epidemiology* 30 (2001), no. 1: 31–34 (available at http://ije.oxfordjournals.org/content/30/1/31.extract).

(2) サリドマイドの歴史については，以下を参照のこと．http://www.sciencemuseum.org.uk/broughttolife/themes/controversies/thalidomide.aspx.

(3) B. Fintel, A. T. Samaras, and E. Caria, "The Thalidomide tragedy: Lessons for drug safety and regulation," *Helix*, July 28, 2009 (http://scienceinsociety.northwestern.edu/content/articles/2009/research-digest/thalidomide/title-tba でも読める).

(4) 最近，食品医薬品局が認可した大衆的な糖尿病薬のいくつかには薬効がなく，アメリカで数千名が死亡したという訴えがある．ここから，認可のプロセスの厳密性とアウトカムの測定の妥当性に疑問が寄せられた．この論争は以下にまとめられている．Trudy Lieberman, "A closer look at the safety of FDA approved drugs," *Columbia Journalism Review*, January

7, 2015 (http://www.cjr.org/the _second_opinion/journal_sentinel_looks_closer_at_fda_approved_drugs .php でも読める).

(5) たとえば，以下を参照のこと．http://en.wikipedia.org/wiki/Phases_of_clinical_ research and http://www.nlm.nih.gov/services/ctphases.html.

(6) 出典は，S. U. Yasuda, L. Zhang, and S.-M. Huang, "The role of ethnicity in variability in response to drugs: Focus on clinical pharmacology studies," *Clinical Pharmacology and Therapeutics* 84 (2008), no. 3: 417–423 (http://www.fda.gov/downloads/Drugs/ScienceResearch/ResearchAreas/Pharmacogenetics/UCM085502.pdf でも読める). 本論文には，エスニックグループによって反応が異なる複数の医薬品が挙がっている.

(7) 食品医薬品局の有害事象報告システム（FAERS）の URL は，http://www.fda.gov/Drugs/GuidanceComplianceRegulatoryInformation/Surveillance/AdverseDrugEffects/default.htm. 有害事象の報告は FAERS MedWatchページへ．https://www.accessdata.fda.gov/scripts/medwatch/. FAERS ウェブサイトは粗分析レポートとその基本統計を提供している.

(8) この仕事のサマリーについては以下を参照．E. Yom-Tov and E. Gabrilovich, "Postmarket drug surveillance without trial costs: Discovery of adverse drug reactions through large-scale analysis of Web search queries," *Journal of Medical Internet research* 15, no. 6 (2013) : e124.

(9) 何が起きたかを推計するのはつねに困難だが，W.・G・ヴァン・パンフイスが率いる大規模グループはまさにそれを実行したのである．("Contagious diseases in the United States from 1888 to the present," *New England Journal of Medicine* 369, 2013, no. 22: 2151–2158). 彼らは予防接種がなされた前後の 56 種類の病気を追跡調査し，ワクチンが導入されなかった場合，病気の発現が予期される症例数を補間した．症例数のうち言及された減少が見られた．本論文のサマリーについては，以下を参照のこと．Steve Lohr, "The vaccination effect: 100 million cases of contagious disease prevented," *New York* Times, November 27, 2013 (http://bits.blogs.nytimes.com/2013/11/27/the-vaccination-effect-100-million-cases-of -contagious-disease-prevented/?_r=2). 本研究のデータは以下で入手できる．http://www.tycho.pitt.edu/.

(10) S. R. Owens, "Injection of confidence," *EMBO Reports* 3, no. 5 (2002): 406–409 (available at: http://www.ncbi.nlm.nih.gov/pmc/articles/PMC1084119/). はしかはアメリカでも急増した．2014 年 12 月に一症例からはじまった流行は，執筆時点で，7 つの州で 147 症例を引き起こした．もとの症例（「初発症例」）は不明だが，ウィルスは 2014 年にフィリピンで流行したはしかのウイルスと同一である．詳細については，以下を参照されたい．http://www.cdc.gov/measles/multi-state-outbreak.html ，また http://www.cdc.gov/mmwr/preview/mmwrhtml/mm6406a5.htm?s_cid=mm6406a5_w.

(11) 1849 年に出版されたジョン・スノーの本は，*On the Mode of Communication of Cholera* という. 第 2 版は以下で入手できる. http:// books.google.com/books?id=-N0_AAAAcAAJ. ブロードストリートの井戸ポンプの章は，"The cholera near Golden Square." スノーの発症の説明

はとても読みやすく，データの限界についてもかなり率直に述べている．

(12) A. M. Turing, "Computing machinery and intelligence," *Mind* 59, no. 236 (1950): 433–460.

(13) H. A. Simon, *The Shape of Automation for Men and Management* (Harper & Row, 1965).

(14) 出典は，Messaging, Malware and Mobile Anti-Abuse Working Group Report 15, 2011 (http://www.maawg.org/sites/maawg/files/news/MAAWG_2011_Q1Q2Q3_Metrics_Report_15.pdf). Cisco の推計によれば，2014 年 3 月に 2000 億以上ものスパムメールが送信されたという (http://blogs.cisco.com/security/spam-hits-three-year-high-water-mark)．なんと，1 秒に約 7 万 7000 通だ！　スパムフィルタは非常に有効だが，完璧ではない．1000 通のスパムメールのうちひとつが有効なメールと間違って分類されたとしても，1 秒間に 77 通がフィルタを通り，だれかの「受信」メールボックスにたどり着くことになる．

(15) E. Yom-Tov et al., "Automatic identification of Web-based risk markers for health events," *Journal of Medical Internet Research* 17, no. 1 (2015): e29.

(16) W.-K. Wong, A. Moore, G. Cooper, and M. Wagner, "WSARE: What's strange about recent events?" *Journal of Urban Health* 80 (2003), no. 1: i66–i75.

(17) E. Yom-Tov, D. Borsa, I. J. Cox, and R. A. McKendry, "Detecting disease outbreaks in mass gatherings using Internet data," *Journal of Medical Internet Research* 16 (2014), no. 6: e154.

(18) クンブ・メーラは地球上でもっとも大規模な平和的集いとして知られる．この次に大規模な集会は，イラクのフサイン・イブン・アリー廟でのシーア派の集いである．2013 年には，2000 万人が参加した．

第 5 章

(1) J. D. Bauby, *The Diving Bell and the Butterfly* (Knopf Group E-Books, 2008)〔河野万里子訳『潜水服は蝶の夢を見る』講談社, 1998, p.93〕.

(2) E. Kübler-Ross, *Coping with Death and Dying* (Ziff-Davis, 1973).

(3) M. L. Stehl et al., "Conducting a randomized clinical trial of an psychological intervention for parents/caregivers of children with cancer shortly after diagnosis," *Journal of Pediatric Psychology* 34 (2009), no. 8: 803–816.

(4) Y. Ofran et al., "Patterns of information-seeking for cancer on the Internet: an analysis of real world data." *PLoS One* 7, no. 9 (2012): e45921.

(5) メカニカルターク作業者の賃金はときにアメリカの最低賃金を大きく下回るので，これを搾取とみなす研究がいくつかある．たとえば，以下を参照のこと．G. Norcie, "Ethical and practical considerations for compensation of crowdsourced research participants," CHI Workshop on ethics logs and videotape: Ethics in large scale trials & user generated content, 2011 (http://www.crowdsourcing.org/document/ethical-and-practical-considerations-for-compensation-of-crowdsourced-research-participants/3650 でも読める).

(6) たとえば，メイヨー・クリニックの甲状腺がんのウェブページを参照 (http:// www.

mayoclinic.org/diseases-conditions/thyroid-cancer/basics/definition/CON-20043551). このページには，以下のセクションがある．症状，原因，リスク要因，合併症，予約の準備，検査，診断，治療，薬，病気とのつきあい方とサポート，予防．すでに診断を受けた患者にとって，最初の 3 つのセクションは余計である．次の 2 つもおそらくそうだろう．このセクションのうち，すでに診断をうけた人が関心をもつのは 2 つだけだ（この点について，メイヨー・クリニックは例外ではない．病気，とくに重篤な病気のページの多くが，ここで示したのと同じフォーマットになっている）．病気に関するユーザの状態を把握することは，個人により深くかかわるコンテンツの提供につながる．

(7) 引用は，2013 年 12 月にオーストラリア放送協会の *Big Ideas* という番組でのゲイリー・グリーンバーグのトークから．このトークのオーディオは以下で入手できる．http://www.abc.net.au/radionational/programs/bigideas/psychiatry-under-the-microscope/5134818. グリーンバーグの見識は以下の書籍にまとめられている．*The Book of Woe: The DSM and the Unmaking of Psychiatry* (Blue Rider Press, 2013).

(8) 引用はラヴレースの 2008 年の本，*Scattershot: My Bipolar Family* (Dutton) より．

(9) E. Yom-Tov, R.W. White, and E. Horvitz, "Seeking insights about cycling mood disorders via anonymized search logs," *Journal of Medical Internet Research* 16 (2014), no. 2: e65.

(10) M. De Choudhury, S. Counts, E. J. Horvitz, and A. Hoff, "Characterizing and predicting postpartum depression from shared Facebook data," in *Proceedings of the 17th ACM conference on Computer supported cooperative work & social computing* (ACM, 2014)．フェイスブックの投稿は産後うつの前兆となりうるが，その正確さは医学システムが独立して動くにはほど遠い．「ニューヨーク・タイムズ」の記事（Natasha Singer, "Risks in using social media to spot signs of mental distress," December 26, 2014）で，ジョン・ホプキンズ大学のマーク・エアーズがこう語っている．「だれが自殺するか予測できるか，とよく聞かれるが，そんなことはだれにもできない」．

(11) Michelle Starr, "Samaritans Radar depression app raises Twitter privacy concerns," CNET, November 3, 2014 (http://www.cnet.com/news/samaritans-radar-depression-app-raises-twitter-privacy-concerns/). スターはツイッターがあまりにも多くの憶測を立てすぎであると懸念を表明している．「ツイッター上のあらゆる人が自分のフォロワーと友だちであるとか，フォロワーのだれも彼もが落ち込んでいるというたびに――おふざけで言ったとしても――自殺の傾向があると警告されてもかまわないとか」，「アプリのユーザすべてが善意の人であるとか」，「ツイッターは公式ツイートのみをモニターしている」などである．

(12) たとえば，以下を参照．M. A. Hamburg and F. S. Collins, "The path to personalized medicine," *New England Journal of Medicine* 363 (2010), no. 4: 301–304.

おわりに

(1) たとえば，アメリカの州レベルで，果物や野菜の検索と（別になされた）アルコール消

費の検索を慢性病のリスクと関連づけた研究がある．T. Nguyen et al., “Web search activity data accurately predict population chronic disease risk in the USA,” *Journal of Epidemiology and Community Health* 69 (2015), no. 7: 693–699.

(2) *Astounding Science Fiction*, 1956 年 9 月号に発表された．